听音频，学习降压、降脂饮食核心方法

听一听

食材营养信息、食用宜忌免费查

查一查

看精品好课，学降压降脂妙招

学一学

微信扫码获取配套资源

胡大一细说
降压降脂怎么吃

胡大一　主编

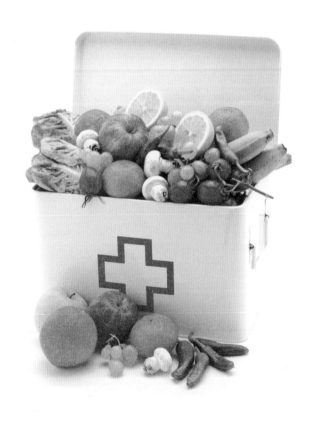

青岛出版集团 | 青岛出版社

图书在版编目（CIP）数据

胡大一细说降压降脂怎么吃 / 胡大一主编 . -- 青岛：青岛出版社，2014.12

ISBN 978-7-5552-0717-7

Ⅰ.①胡… Ⅱ.①胡… Ⅲ.①高血压 – 食物疗法
②高血脂病 – 食物疗法 Ⅳ.① R247.1

中国版本图书馆 CIP 数据核字（2014）第 092689 号

《胡大一细说降压降脂怎么吃》编委会

主　编	胡大一						
编　委	刘红霞	牛东升	李青凤	石　沛	赵永利	王艳清	乔会根	苏　莹
	杨　丹	余　梅	熊　珊	石玉林	樊淑民	张国良	李树兰	谢铭超
	王会静	陈　旭	王　娟	徐开全	杨慧勤	张　瑞	崔丽娟	季子华
	吉新静	石艳婷	陈进周	李　丹	逯春辉			

书　　名	HU DAYI XISHUO JIANGYA JIANGZHI ZENME CHI 胡大一细说降压降脂怎么吃
主　　编	胡大一
出版发行	青岛出版社
社　　址	青岛市崂山区海尔路182号（266061）
本社网址	http://www.qdpub.com
邮购电话	0532-68068091
责任编辑	刘晓艳　逄　丹　郑万萍
封面设计	潘　婷
全案制作	悦然生活
内文图片	悦然生活　海洛创意
制　　版	青岛千叶枫创意设计有限公司
印　　刷	青岛双星华信印刷有限公司
出版日期	2015年1月第1版　2023年8月第3版第3次印刷
开　　本	16开（710毫米×1000毫米）
印　　张	14
字　　数	220千
图　　数	174幅
书　　号	ISBN 978-7-5552-0717-7
定　　价	39.80元

编校印装质量、盗版监督服务电话：4006532017　0532-68068050

随着现代生活节奏的日益加快，所谓"三高症"等现代"文明病"的患病率呈直线上升趋势。据不完全统计，目前我国患有高血压的患者已有2.7亿；另一个属于"三高症"之一的高血脂，其患病人数也毫不逊色于高血压的患病人数。

高血压、高血脂和高血糖，俗称"三高症"。"三高症"不同程度地损害着人体的心、脑、肾、视网膜等重要器官和组织，严重威胁着人们的健康，使现代人的寿命缩短。因此，引导全民树立正确的健康观，倡导健康、科学和文明的生活方式刻不容缓！

防治高血脂、高血压，饮食调养是基础，合理的饮食可在一定程度上改善高血脂和高血压，在此基础上辅以药物治疗，可起到减少或延缓疾病进展、降低死亡率的作用。为了有效防治高血脂和高血压，帮助更多的高血脂和高血压患者通过饮食配合治疗，我们特别编撰了本书。

本书共分四章，第一章介绍高血脂患者的饮食调养，第二章介绍高血压患者的饮食调养。第一、第二章共选取了一百多种有益于防治高血脂、高血压的食材进行重点解析，这些食材均是中国老百姓可以买到的家常食材。第三章主要教给已出现并发症的高血脂、高血压患者怎样进行饮食调养，帮助患者在出现并发症时合理规划自己的饮食，这对稳定病情、预防疾病复发具有积极意义。第四章为高血脂及高血压患者收集了一些降脂降压日常饮食的小细节，让高血脂、高血压患者了解更多对症的及某些容易忽视的饮食细节，合理规划好自己的饮食，以稳定病情，预防并发症的发生，将疾病对生活的影响降到最低。

高血压和血脂异常及与之相关的心血管疾病的源头是不健康的生活方式，进食量过多，饮食结构不合理——肉蛋油盐酒过多、蔬菜水果和饮水不足；缺少运动，进门找电梯，出门就打的，二层楼都不爬，一站地也懒得走；吸烟和精神紧张，精神压力大。预防控制高血压和血脂异常，应从改变不健康的生活方式做起：饭吃八成饱，日行万步路；不吸烟，管好嘴，迈开腿，好心态；多饮水（每日不少于1200毫升），少饮酒。

祝福您健康长寿！

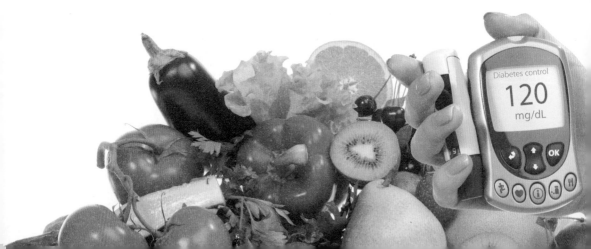

目录

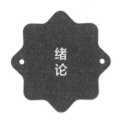
第1章

高血脂怎么吃

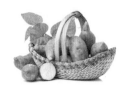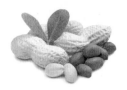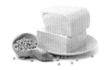

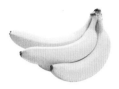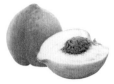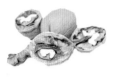

第 **2** 章

高血压怎么吃

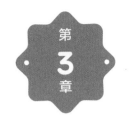

第3章 高血脂、高血压并发症饮食营养指导

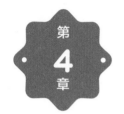

第4章 降脂降压日常饮食小细节

绪论

认识"三高症"

"三高症"的特点

"三高症"是高血压、高血脂（高脂血症）、高血糖（糖尿病）这三种疾病的俗称。

"三高症"有"三低""三高"的特点。

"三低"是指低知晓率、低服药率、低控制率。

1.低知晓率　知道自己患有"三高症"的人不到30%。

2.低服药率　"三高症"早期症状不明显，许多人不在意，不能坚持服药或根本不用药。

3.低控制率　许多人由于不能坚持正确用药且对饮食、生活环境的调节较差，使得疾病的控制率较低。

"三高"是指高患病率、高致残率、高死亡率。

1.高患病率　目前在我国35岁以上的人群中，"三高症"患病率已上升至38.2%。

2.高致残率　目前我国由"三高症"致脑卒中、心肌梗死患者近千万，其中75%的人丧失了劳动能力，40%的人重度残疾。

3.高死亡率　我国城市人口40%以上的死因是由"三高症"引发的心脑血管疾病。

"三高症"是可以预防的

"三高症"所指的高血糖、高血压、高血脂，可以单独存在，但互相之间又紧密关联。"三高症"在早期症状不明显，而到了晚期却日趋严重，甚至危及生命。然而，如果能采取良好的生活方式，多注意以下几点，"三高症"是可以预防的。

1.及早发现、及早治疗　30岁以上的人应定期检测血脂和血压，40岁以上的人则要定期检测血糖。

2.减肥　肥胖是"三高症"的高危险因素，减肥能促进血压下降，并提高周围组织对胰岛素的敏感性，改善胰岛素抵抗的状态。

3.有氧运动和饮食控制　每天做一些有益于健康的有氧运动，如慢跑、游泳等，每次运动20～30分钟为宜。饮食上要限制盐、糖及脂肪的摄入。常吃富含膳食纤维的新鲜蔬菜和水果。

4.戒烟戒酒　烟草中的一些成分能够促使交感神经兴奋，使心跳加快，周围血管收缩，从而增加了患心血管疾病的危险。而酒精的热量很高，长期大量饮酒会导致摄入较高的热量，不利于"三高症"的预防和治疗。过量饮酒还是痛风、部分癌症和心血管疾病等发生的重要危险因素。

怎样判断有没有"三高症"

判断自己有没有"三高症"，可以通过高血压、高血脂、高血糖的各种症状来对照自查。

1.高血压的症状

头晕为高血压最多见的症状。有些是一过性的，常在突然站起或下蹲时出现;有些是持续性的，发生头晕时头部有持续性的沉闷不适感;严重的可出现与内耳眩晕症相类似的症状。

头痛也是高血压较为常见的症状，多为持续性钝痛或搏动性胀痛，甚至有炸裂样剧痛。常在早晨睡醒时发生，起床活动及饭后逐渐减轻。疼痛部位多在额部两旁的太阳穴和后脑部。

患有高血压病的人一般性情较为急躁，遇事敏感，易激动。心悸、失眠较常见，失眠多为入睡困难或早醒、睡眠不实、噩梦纷纭、易惊醒。

2.高血脂的症状

主要表现为身体肥胖、疲乏无力、头晕耳鸣、食欲不振、胸闷、腰酸腿软，甚至四肢麻木等。

3.高血糖的症状

早期的高血糖没有什么明显症状，发展到糖尿病时会出现多饮、多食、多尿、体重减轻等症状。

如果您有以上"三高症"的相关症状，请到医院做系统检查，以便于确诊后早期控制和积极治疗，避免疾病的进一步发展。

小测试：你的体重符合标准吗

计算公式：体重指数=体重（千克）÷身高（米）^{2}

- 如果您得出的数值小于等于18.5，表明您的身体消瘦。
- 如果您得出的数值为18.6~23.9，表明您的体重标准。
- 如果您得出的数值为24~27.9，表明您的体重超重。
- 如果您得出的数值为28~31.9，表明您处于肥胖状态。
- 如果您得出的数值大于等于32，表明您处于非常肥胖状态。

"三高症"患者应知道的饮食常识

正确的膳食原则是预防"三高症"的基础

"三高症"的患病因素中有相当大的比例是与膳食因素密切相关的。可以说正确的膳食原则是预防"三高症"的基础，如能在日常饮食中遵循以下的膳食原则，就能有效地预防"三高症"。

- 谷类是每日饮食的基础，因为谷类是膳食能量的基本来源。而在谷类食物中，提倡食用部分全谷物和杂豆类。

- 保持每日食物的多样性。广泛摄入各类食物，包括谷类、动物性食物、蔬菜、水果、豆类制品、奶类制品和油脂，达到平衡膳食、满足人体各种营养素需要的目的。

- 适量进食动物性食物。不进食动物性食物，可能导致营养素缺乏，造成负氮平衡和营养不良，同样难以避免高脂血症。每天进食150~200克动物性食物（少吃或不吃动物油和肥肉），每周进食2~3次海鱼，可有效预防"三高症"。

- 每天吃200~350克水果和不少于300克的新鲜蔬菜。多选食红、黄、深绿色的蔬菜和水果。

- 每天进食25克大豆。大豆及其制品所含有的植物甾醇能够抑制动物性食物中胆固醇的吸收。

- 吃清淡少盐的膳食，每天的用盐量不超过5克。因为高盐饮食的人群其高血压的发病率远远高于低盐饮食的人群。

🌸 每天1杯酸奶（120克左右）和1袋牛奶（250克）。奶类是天然钙质的良好来源，钙在预防高血压等慢性疾病方面有独特的作用。

🌸 每天补充膳食纤维。膳食纤维的低摄入量与糖尿病、高脂血症等疾病的发生密切相关。但每天膳食纤维的摄取量不宜超过30克。

🌸 养成定时喝水的好习惯，每天平均喝6~8杯水（1200~1600毫升），不要等到口渴了再喝。因为多数营养物质需要溶解在水中才能被人体吸收利用。

容易引发"三高症"的不良饮食习惯

🌸 常进食高热量的食物，并常吃零食和快餐。

🌸 喜欢吃肥甘厚味的食物，即脂肪含量高、咸味和甜味较重的食物。

🌸 膳食中缺乏富含膳食纤维的蔬菜和水果。

🌸 吃饭时狼吞虎咽，临睡前还吃东西。

对"三高症"患者有益的植物油

种类	举例	益处
富含单不饱和脂肪酸的植物油	橄榄油、菜籽油、油茶籽油等	虽然不具有较强的调节血脂水平的作用，但经常食用也不会对人体的血脂水平造成不良影响
富含多不饱和脂肪酸的植物油	大豆油、玉米油、葵花籽油、亚麻籽油等	不但不会引起血脂异常，还具有较好的降低血清总胆固醇水平的作用

常见食物蛋白质含量表（克/100克可食部）

食物	腐竹	黄豆	酱牛肉	西瓜子	紫菜	奶酪	花生仁	杏仁	芸豆	绿豆
含量	44.6	35.1	31.4	30.3	26.7	25.7	25	24.7	23.4	21.6

常见食物钾含量表（克/100克可食部）

食物	口蘑	紫菜	黄花菜	桂圆	银耳	香菇	木耳	冬菇	红枣
含量	3106	2083	1363	1348	1254	1228	875	599	514

常见食物脂肪含量表（克/100克可食部）

食物	黄油	肥猪肉	松子仁	核桃	芝麻酱	葵花籽	炸土豆片	花生仁	香肠	巧克力
含量	98.8	90.4	70.6	58.8	52.7	49.9	48.4	44.3	40.7	40.1

常见食物钙含量表 （克/100克可食部）

食物	低脂奶酪	带鱼	无花果（干）	熟杏仁（带壳）	小黄花鱼	油菜	黄豆	卷心菜	小白菜	鲫鱼
含量	522	431	363	240	191	148	123	121	117	79

常见食物膳食纤维含量表 （克/100克可食部）

食物	冬菇（干）	黑木耳（干）	紫菜（干）	杏仁	黄豆	蚕豆（带皮）	核桃	榛子	芝麻酱	玉米面
含量	32.3	29.9	21.6	19.2	15.5	10.9	9.5	8.2	5.9	5.6

常见食物碳水化合物含量表 （克/100克可食部）

食物	大米	糯米	煎饼	挂面	白果	高粱米	玉米面	豆奶粉	牛肉松	方便面
含量	77.5	77.5	74.7	74.5	72.6	70.4	69.6	68.7	67.7	60.9

良好的饮食习惯不可忽视

据《中国居民营养与慢性病状况报告（2020年）》，我国慢性病患者基数不断扩大，因慢性病死亡的人口比例也持续增加，2019年我国因慢性病导致的死亡占总死亡的88.5%。居民超重肥胖问题不断凸显，有超过一半的成年居民超重或肥胖。

不少营养学家呼吁，"三高症"（高血压、高血脂、高血糖）属于生活方式病，要想防治"三高症"，良好的饮食习惯尤为重要。我国城市居民饮食目前面临的最大问题是：果蔬、豆及豆制品、奶类摄入不足，微量营养素缺乏；烹调用盐和用油量远高于推荐值、膳食脂肪摄入偏高的问题突出。

怎样通过调节饮食来摄入均衡营养而防治"三高症"呢？

第一，要按照中国营养学会推荐的"膳食宝塔"饮食结构，科学饮食，注意补充全谷物、蔬菜和水果，控制食盐、烹调油和脂肪的摄入。

第二，通过饮食来补充营养素。豆类是植物蛋白的良好来源，牛奶可以帮助补钙，新鲜蔬果含有丰富的维生素。

第三，已患"三高症"的人群可以常吃乳制品、杂粮、豆类、蔬菜、水果等食物。

12种有降脂功效的营养物质

No.1 膳食纤维——降低血清胆固醇

成人每日建议摄入量	25～30克
降脂功效	膳食纤维可增强消化功能，促进肠蠕动，清洁肠道，促进体内胆固醇和甘油三酯代谢，可与胆汁酸、胆固醇结合，有降低血清胆固醇浓度的作用，使血液中的胆固醇、甘油三酯下降，高密度脂蛋白上升
最佳食物来源	裙带菜、海带、魔芋、薯类、大豆、芹菜、白菜等

No.2 维生素E——改善脂代谢，防治动脉硬化

成人每日适宜摄入量	14毫克
降脂功效	维生素E可以促进脂质分解、代谢的活性，有助于胆固醇的转运与排泄，使血脂控制稳定，净化血液；可阻挡血清低密度脂蛋白与氧的结合，对不饱和脂肪酸起到较强的抗氧化作用
最佳食物来源	葵花籽、芝麻、榛子、大豆、杏仁、黄玉米面、小米等

No.3 维生素C——减少低密度脂蛋白，抑制胆固醇合成酶的活性

成人每日推荐摄入量	100毫克
降脂功效	维生素C能影响高密度脂蛋白含量，可将胆固醇带回肝脏转变成胆酸，经由肠道排出，从而降低总胆固醇的含量。高浓度的维生素C还能抑制胆固醇合成酶的活性，干扰胆固醇合成的速率，加速低密度脂蛋白降解
最佳食物来源	猕猴桃、菜花、苦瓜、橙子、苋菜、木瓜、菠菜、杧果、白萝卜、番茄等

No.4 维生素B$_2$——参与脂肪代谢并有助减轻体重

成人每日推荐摄入量	成年男性1.4毫克；成年女性1.2毫克
降脂功效	维生素B$_2$参与体内三大生热营养素代谢过程，与维生素B$_1$、维生素B$_6$合作，共同消化、吸收蛋白质及脂肪，降低血胆固醇，防治血管硬化，益于改善脂肪代谢，保持脂肪酸均衡。还能促进机体发育和细胞的再生，使皮肤、指甲、毛发健康生长，减轻眼疲劳，维持机体健康
最佳食物来源	奶酪、鹌鹑蛋、黑豆、酸奶、鲻鱼、河蟹等

No.5 烟酸——降低甘油三酯、低密度脂蛋白胆固醇水平

成人每日推荐摄入量	成年男性15毫克；成年女性12毫克
降脂功效	烟酸可降低甘油三酯、低密度脂蛋白胆固醇水平，同时能升高高密度脂蛋白胆固醇水平，清除血管内多余的血脂
最佳食物来源	花生仁、牛肉、金针菇、黄鳝、基围虾、玉米、黄豆、香菇、蜜桃等

No.6 β-胡萝卜素——预防动脉中的低密度脂蛋白氧化沉积

成人每日推荐摄入量	15~50毫克
降脂功效	β-胡萝卜素能抑制动脉中的低密度脂蛋白氧化沉积，预防动脉狭窄。还可以帮助血管内皮组织修复，使脂质不易附着及渗入，避免斑块及血管病变产生
最佳食物来源	胡萝卜、豌豆苗、杧果、南瓜、西瓜、青椒、樱桃、番茄等

No.7 钙——活化体内的脂肪消化酶、保护心血管

成人每日推荐摄入量	800毫克
降脂功效	钙能活化人体内的脂肪消化酶，有助于提高人体消化脂肪和糖类的能力，避免热量囤积形成肥胖，改善血管弹性，保护心血管健康
最佳食物来源	荠菜、海参、北豆腐、蛤蜊、牛奶、柠檬、白菜、鲤鱼、海带等

No.8 钾——减少脂质附着和防止血管硬化

成人每日推荐摄入量	2000毫克
降脂功效	钾进入血液后，和血液中的油脂、代谢垃圾结合乳化，能有效地溶解沉积在血管壁上的影响血液流通的"胆固醇硬化斑块"，并将这些体内垃圾排出体外，起到降低血脂的作用。另外，钾还能调节心律、降低血压，预防血管受损、硬化，因此可维持良好的血管环境，减少脂质附着
最佳食物来源	松子仁、香蕉、蒜苗、青椒、荷兰豆、地瓜、葡萄、西葫芦等

No.9 镁——利于血糖代谢并可预防脂质堆积

成人每日推荐摄入量	330毫克
降脂功效	镁在血糖转变为能量的过程中扮演重要角色，可降低代谢不良引发脂质囤积及代谢综合征。另外，还能降低"坏胆固醇"——低密度脂蛋白水平，有效地降低血脂浓度，防止动脉硬化而保护心、脑等器官
最佳食物来源	菠菜、海蜇皮、黑枣、土鸡、大黄花鱼、蛏子、牛肉、雪梨等

No.**10** 锌——增加高密度脂蛋白水平，清除胆固醇

成人每日推荐摄入量	成年男性12.5毫克；成年女性7.5毫克
降脂功效	锌可影响脂质代谢，有助于增加高密度脂蛋白水平，清除外围组织中的胆固醇，预防或延缓血脂异常症的发生。另外，还可以加强胰岛素对血糖的作用，消除沉积的胆固醇，维持血管的弹性
最佳食物来源	山核桃、河蚌、海米、泥鳅、黄鳝、无花果、豌豆、紫皮茄子等

No.**11** 铜——保持血管弹性、减少脂质氧化

成人每日适宜摄入量	2毫克
降脂功效	铜是组成胆固醇和糖代谢酶的重要元素，可降低血中甘油三酯及胆固醇的浓度，并促进胶原蛋白生成，保持血管弹性，同时发挥抗氧化作用，避免血管破损造成胆固醇附着
最佳食物来源	生蚝、酸梨、杏仁、芝麻、口蘑、山楂、百合、梭子蟹等

No.**12** 硒——对抗脂肪氧化，调节体内胆固醇及甘油三酯代谢

成人每日推荐摄入量	60微克
降脂功效	硒能在细胞质中破坏过氧化物，依靠其强大的抗氧化功能，可调节体内胆固醇及甘油三酯代谢，降低血黏度，预防心血管疾病发生
最佳食物来源	干贝、鹅蛋、白果、腐竹、沙棘、芋头、茴香、豇豆等

12种有降压功效的营养物质

No.1 膳食纤维——降低血脂，预防高血压和动脉硬化

成人每日建议摄入量	25~30克
降压功效	膳食纤维可加快肠胃蠕动，减少脂肪和胆固醇的吸收，膳食纤维还能使大便通畅，有效避免高血压病人因用力排便、腹压骤然增高所致的脑出血和心肌梗死等疾病的发生
最佳食物来源	芹菜、洋葱、大白菜、莴笋、芦笋、香蕉、苹果、菠萝、木耳、紫菜、大豆、荞麦、糙米等

No.2 烟酸——降低甘油三酯和胆固醇，促进血液循环

成人每日推荐摄入量	成年男性15毫克；成年女性12毫克
降压功效	烟酸也称为维生素 B_3，可以降低胆固醇与甘油三酯，还可以扩张血管、促进血液循环，对降压很有帮助
最佳食物来源	猪瘦肉、牛肉、羊肉、鱼肉、麦芽、全麦制品、花生、无花果、芝麻、绿豆、紫菜、牛奶等

No.3 维生素C——降低血脂，使血液顺畅

成人每日推荐摄入量	100毫克
降压功效	维生素C能将胆固醇氧化，变成胆酸排出，血液中的胆固醇一旦减少，就能降低动脉硬化的概率，使血液畅通、血管健康，因此可以控制好血压
最佳食物来源	猕猴桃、草莓、橘子、樱桃、橙子、葡萄柚、菜花、菠菜、番茄、青椒、胡萝卜、卷心菜等

No.4 胆碱——保护血管健康，降低血压

成人每日适宜摄入量	500毫克
降压功效	胆碱可以降低血液中的脂肪、胆固醇，因此可以保护血管健康，降低血压，预防动脉硬化
最佳食物来源	鸡蛋、鹌鹑蛋、猪心、绿叶蔬菜、麦芽、大豆卵磷脂、马铃薯、麦麸、坚果、酵母菌等

No.5 α-亚麻酸——维持血液流通顺畅，降低动脉压

成人每日适宜摄入量	800~1000毫克
降压功效	α-亚麻酸及其代谢物二十碳五烯酸、二十二碳六烯酸能使高血压患者的血压降低，主要是由于内源性血管活性物质对血管的反应，如前列腺环素舒张血管作用，刺激内皮细胞释放NO（一氧化氮），使血浆中的中胆固醇、甘油三酯含量下降，维持血液流通顺畅，降低动脉压
最佳食物来源	深海鱼、大豆、亚麻籽、核桃、开心果、榛子、燕麦、葵花籽油、橄榄油、豆油等

No.6 牛磺酸——稳定血压，缓解情绪

成人每日推荐摄入量	500毫克
降压功效	牛磺酸能抑制肾上腺素的分泌和交感神经敏感，这两种因素可以导致血压升高。牛磺酸能抑制两者，因此可降低血压
最佳食物来源	牛肉、猪肉、鱼肉、虾、贝类等

No.7 钾——促进钠代谢与排出，调节血压

成人每日推荐摄入量	2000毫克
降压功效	钾离子是维持细胞内渗透压的主要阳离子，参与细胞内外酸碱平衡的调节。钾是钠的克星，可以防止高盐摄入引起的血压升高，对轻型高血压更具有明显的降压作用。钾可抑制钠从肾小管的吸收，促进钠从尿液中排泄，同时钾还可以对抗钠的升压和对血管的损伤作用
最佳食物来源	红薯、空心菜、马铃薯、韭菜、茼蒿、金针菇、菠菜、山药、芹菜、香蕉、苹果、石榴等

No.8 钙——扩张血管，降低血压

成人每日适宜摄入量	800毫克
降压功效	医学研究发现，缺钙可以引起高血压，适当地补钙可以降低血压。血液中的钙能够降低血脂、防止血栓的功能，同时可以强化、扩张动脉血管，达到降低血压的功效
最佳食物来源	虾、鱼肉、海带、紫菜、芹菜、胡萝卜、芝麻、黑木耳、蘑菇、柠檬、枇杷、苹果、牛肉、牛奶等

No.9 镁——辅助心脏收缩、跳动

成人每日推荐摄入量	330毫克
降压功效	镁作为腺苷酸环化酶的激活剂，可使环腺一磷生成增多，从而引起血管扩张，可以辅助心脏收缩、跳动，将血液输送到全身。如果缺乏镁，可使血管紧张素和血管收缩因子增加，引起动脉骤然收缩，导致血压升高
最佳食物来源	糙米、燕麦、杏仁、莲子、花生、桂圆、核桃、荞麦、海带、海参、紫菜、墨鱼、鲑鱼、虾皮、黑豆等

No.**10** 硒——协助前列腺素，平稳血压

成人每日推荐摄入量	60微克
降压功效	硒具有超强的抗癌功效，能保护内皮细胞，减轻血管重构，改善血管功能，降低血压，降低全血黏度和血小板聚集引起的高凝状态，改善微循环，降低高血压的发病率和死亡率。最为重要的，硒可以提高人体免疫力，人体缺硒时抗氧化功能和免疫功能下降，易罹患多种疾病
最佳食物来源	蘑菇、鸡蛋、河蟹、海米、大虾、小黄花鱼、牡蛎、鲍鱼、海参、金枪鱼、花生等

No.**11** 芦丁——抑制使血压上升的酶的活性

成人每日推荐摄入量	30毫克
降压功效	芦丁本身的降压作用微弱，但能保护微血管，增加血管壁的弹性，使血液流动顺畅。另外，还可以抑制使血压上升的酶的活性，从而达到降压作用
最佳食物来源	荞麦、枣、山楂、茄子、樱桃、杏、葡萄柚、黑莓、豇豆、扁豆、茶等

No.**12** 胜肽——松弛血管平滑肌，有效降低血压

成人每日推荐摄入量	成年男性70毫克；成年女性50毫克
降压功效	胜肽是人体中原本就存在的成分，是一种氨基酸形成的链状结构，在降压方面有显著功效，能抑制体内的血管紧张素转化酶与血管紧张素I相互作用，避免血管内平滑肌收缩导致血压上升
最佳食物来源	黄豆、绿豆、玉米、荞麦、鸡蛋、沙丁鱼、紫菜等

第

1

章

高血脂怎么吃

认识高脂血症

高脂血症是指由多种因素综合作用所造成的血清脂类物质代谢异常，以及因此引发的一系列临床症状。所谓血清脂类物质代谢异常，主要是指总胆固醇（TC）、甘油三酯（TG）、低密度脂蛋白胆固醇（LDL-C）单项或多项水平高于正常标准，或高密度脂蛋白胆固醇（HDL-C）水平低于正常标准。

高脂血症的危害较大，它不仅可引发动脉粥样硬化、冠心病，还可能诱发糖尿病、脑卒中、心肌梗死、脂肪肝、胆结石症、胰腺炎等多种疾病。

防治高脂血症的合理膳食原则

1.热量平衡　每天适宜摄取的热量：自身准确的体重千克数乘以30千卡。较为肥胖的高脂血症患者，每日所摄取的热量应该低于其体重所需要的最大热量。

2.低脂肪饮食　应适当减少膳食中饱和脂肪酸的摄取，饱和脂肪酸主要源自动物脂肪；宜吃含不饱和脂肪酸的食物，如植物油、鱼肉、坚果等。

3.低胆固醇饮食　避免食用动物内脏、鱼子、蛋黄、鱿鱼等高胆固醇食物。一般来讲，高脂血症患者每天胆固醇的摄入量不宜超过 300 毫克，但如果是高胆固醇血症患者，则应该将胆固醇的摄入量控制在 200 毫克以下。

4.低糖饮食　少吃甜食、少喝含高糖分的饮料，严格控制对糖分的摄取。因为高糖饮食一方面会加重血脂异常，另一方面高脂血症易并发糖尿病。

你的血脂正常吗？				（单位：毫摩尔/升）	
血脂水平分层	总胆固醇	甘油三酯	低密度脂蛋白胆固醇	高密度脂蛋白胆固醇	非高密度脂蛋白胆固醇
理想水平	—	—	<2.6	—	<3.4
合适水平	<5.2	<1.7	<3.4	—	<4.1
边缘升高	≥5.2且<6.2	≥1.7且<2.3	≥3.4且<4.1	—	≥4.1且<4.9
升高	≥6.2	≥2.3	≥4.1	—	≥4.9
降低	—	—	—	<1.0	—

看得见的脂肪和看不见的脂肪		
分 类	解 释	举 例
看得见的脂肪	从视觉上就知道含脂肪多的食物	动物脂肪、豆油、花生油、芝麻油、橄榄油及鸡皮等动物外皮
看不见的脂肪	从视觉上不知道含脂肪多少的食物。这些看不见的脂肪往往是人们容易过量摄入的，很容易造成肥胖	肉类、动物内脏、蛋、奶制品、豆制品、大豆、芝麻、核桃、花生

高胆固醇血症患者的饮食控制

高胆固醇血症是指血清甘油三酯水平正常，只有血清胆固醇水平增高。

❋ 限制富含胆固醇食物的摄入。每天胆固醇的摄入量少于150毫克。少吃或忌吃动物内脏、鱿鱼、墨鱼、鱼子、蚬子及蛋黄等。

❋ 限制动物性脂肪的摄入。烹调时不用动物油，每天烹调所用植物油的总量以20～25克为宜。

❋ 常吃新鲜的蔬菜和水果，以便摄入足量的膳食纤维。

❋ 常吃具有降胆固醇、抗凝血、预防血栓和冠心病功效的食物，如大蒜、洋葱、香菇、木耳、大豆及其制品等。

高脂血症患者的节日饮食原则

❋ 不吃或少吃高热量食物，严格控制饮食热量的摄取。

❋ 减少脂肪类食物的摄入量，以免造成血脂水平升高。

❋ 适量多吃些瘦肉、鱼、虾等不易转化为脂肪的食物。

❋ 主食粗细搭配，适量多吃些红薯、玉米、小米、薏米、燕麦、荞麦等粗粮。

❋ 适量多吃些新鲜蔬菜、水果、豆类、菌藻等素食。既不会造成血脂异常，又可对血脂水平起到良好的调节作用。

❋ 增加膳食纤维的摄入量。节日期间每天应至少食用400克以上富含膳食纤维的食物。如：粗粮、蔬菜、水果、菌藻。

混合型高脂血症患者的饮食控制

混合型高脂血症是指血清胆固醇和血清甘油三酯水平都增高。

🌼 适当限制富含胆固醇和动物脂肪的食物的摄入量。

🌼 控制进食量，使每天摄入的总能量与每天体力活动所消耗的能量保持平衡，以防止肥胖，保持适宜的体重。

🌼 常吃新鲜的蔬菜、水果及具有降脂功效的食物。

🌼 适当增加豆类及豆制品的摄入量。

🌼 戒烟戒酒。

🌼 忌吃甜食。

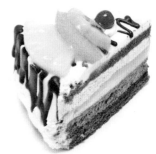

低密度脂蛋白胆固醇升高患者的饮食要点

🌼 常吃些富含膳食纤维的食物。如蔬菜、水果、黄豆及豆制品。因为膳食纤维可以减缓消化速度，并能以较快的速度排泄胆固醇，将血液中的胆固醇控制在较为良好的水平。

🌼 宜采用蒸的方法烹调食物，以减少脂肪的摄入，动物性食物忌用油炸的方式烹调。

🌼 少喝可乐、咖啡、茶等含咖啡因的饮品，因为咖啡因会升高胆固醇水平。此外，还应禁服含咖啡因的药物。

🌼 每天坚持吃2～3瓣大蒜，大蒜中的活性成分蒜氨酸具有降低血清总胆固醇的功效。

🌼 每周吃2～3次海鱼。因为海鱼所含的饱和脂肪酸极低，具有降低血液黏稠度及血清胆固醇和甘油三酯水平的作用。

🌼 常吃些洋葱。洋葱具有降低血液黏稠度、降低胆固醇的功效。

🌼 每天适当喝些鲜橘子汁，可起到升高体内高密度脂蛋白胆固醇（俗称"好胆固醇"）含量的作用。

认识"好胆固醇"和"坏胆固醇"

总胆固醇分为高密度脂蛋白胆固醇（HDL-C）、低密度脂蛋白胆固醇（LDL-C）与极低密度脂蛋白胆固醇（VLDL-C）。通常认为，胆固醇有好坏之分。高密度脂蛋白胆固醇是好的，对人体有利；低密度脂蛋白胆固醇与极低密度脂蛋白胆固醇是坏的，对人体健康有害。而每个人的身体到底能制造多少好的胆固醇和坏的胆固醇，肝脏有它自己的调节方式。

那么，肝脏在什么情况下会合成好胆固醇，在什么情况下又会合成坏胆固醇呢？这取决于我们吃下去的胆固醇与油脂有没有被氧化，也就是自由基多不多或会中和自由基的新鲜蔬果吃得多不多。众所周知，海鲜和鸡蛋是胆固醇含量高的食物，但只要不是氧化过的胆固醇对血脂的影响都是甚微的。相对来说，就算一天只吃一个鸡蛋，却是煎蛋或炒蛋，就比较不好，要赶紧多吃一些新鲜蔬菜和水果去中和它，因为胆固醇或油脂一旦被氧化了，就会促使肝脏制造坏胆固醇。所以，肝脏合成好胆固醇还是坏胆固醇的问题，在于烹饪的方法。油炸食物尽量少吃，因为它会产生自由基，会使坏胆固醇增加。另外，压力过大时也会产生自由基，会间接产生坏胆固醇。坏胆固醇容易堆积在受损的血管壁上，形成硬化斑块，日后脱落形成血栓，血栓随血液循环流动，堵在脑血管就是脑卒中，堵在心脏就是冠心病、心肌梗死等。好胆固醇是许多激素与细胞膜的原料，不能缺少。

但含胆固醇的食物还是要适当摄取。只要总胆固醇维持在正常范围，总胆固醇和高密度脂蛋白胆固醇的比值保持在3以下，加上烹调方法健康且搭配吃些新鲜的蔬菜和水果，还是可以适量地享用美食的。

进食各种膳食脂肪对血中胆固醇含量的影响

膳食脂肪的种类	饱和脂肪酸	反式脂肪酸	单不饱和脂肪酸	ω-6系列脂肪酸	ω-3系列脂肪酸
含量高的食物举例	黄油、多脂肉类、蛋类、全脂奶制品	人造黄油、煎炸食物、速溶饮品	橄榄油、菜籽油	玉米油、葵花籽油	鱼油、亚麻籽油
LDL-C（坏胆固醇）	增加	增加	降低	降低	可降低或轻微增加
HDL-C（好胆固醇）	不会减少，可能增加	降低	增加	降低	增加

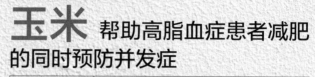

主食

玉米 帮助高脂血症患者减肥的同时预防并发症

降脂关键词	膳食纤维、钙、镁、硒、卵磷脂、亚油酸、维生素E
鲜玉米 热量	106 千卡
干玉米 热量	372 千卡

（每100克可食部提供）

玉米富含膳食纤维，可帮助高脂血症患者有效减肥，对高脂血症的治疗及其并发症的预防有较好的食疗作用。同时，玉米含有丰富的钙、镁、硒等矿物质及卵磷脂、亚油酸、维生素E，具有降低血清总胆固醇的作用。

每天适宜吃多少

每天70克为宜。

营养档案

性味归经
性平，味甘，归脾、胃经。

营养功效
玉米所含有的膳食纤维可刺激胃肠蠕动、加速粪便排泄，可防治便秘和痔疮，减少胃肠病的发生。玉米含黄体素、玉米黄质，可预防老年黄斑性病变的产生，对防治老年常见的干眼病、气管炎、皮肤干燥症及白内障等有辅助疗效，是抗眼睛老化的极佳食物。新鲜玉米还可预防肿瘤、开胃、降血脂。

烹调宜忌

煮玉米楂粥和制作玉米面窝头时，添加少量食用碱，可使玉米中结合型的烟酸变成游离型释放出来，易被人利用。

食用宜忌

玉米适宜干眼病、气管炎、皮肤干燥、白内障、肾炎水肿、肝硬化腹水、膀胱炎、尿道炎患者食用。

推荐降脂食谱

玉米燕麦粥

材料 燕麦片、玉米面各70克。
做法
❶ 燕麦片淘洗干净；玉米面除去杂质，用冷水调成玉米糊。
❷ 锅置火上，倒入玉米糊、燕麦片和适量清水，大火煮沸，转小火煮至粥稠即可。

（烹饪一点通）

在煮玉米燕麦粥时，应用汤勺不停地搅拌，以免粥煳锅。

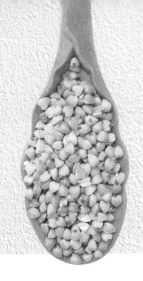

荞麦 显著降低血清胆固醇，改善血脂水平

降脂关键词	油酸、亚油酸、烟酸、镁
热量	324 千卡 （每100克可食部提供）

荞麦中的油酸、亚油酸等成分具有显著的降脂作用，可改善血脂水平。其含有的烟酸能促进新陈代谢，扩张小血管和降低血清胆固醇。含有的镁能促进人体纤维蛋白溶解，扩张血管，抑制凝血块的形成，有利于降低血清胆固醇。

每天适宜吃多少

每天50克为宜。

营养档案

性味归经 ——————
性平，味甘，归脾、胃、大肠经。

营养功效 ——————
荞麦富含蛋白质、脂肪、膳食纤维、碳水化合物、维生素B_1、维生素B_2、维生素PP、钙、磷、铁、钠、钾等营养成分，具有止咳、平喘、祛痰、健胃、消积、止汗、抗菌、消炎、降低血脂、抗血栓、预防脑出血的功效。

烹调宜忌

荞麦米口感较粗糙，蒸或煮时宜加些大米，会让其口感变得软滑一些。

食用宜忌

1.荞麦是老人、体弱者、妇女和儿童皆宜的主食。

2.脾胃虚寒、消化功能较差、经常腹泻的人不宜食用荞麦。

推荐降脂食谱

荞麦南瓜粥

材料 荞麦米、南瓜各50克，大米25克，莲子5克。

做法

❶ 南瓜去皮除籽，洗净，切小丁；莲子洗净；荞麦米和大米分别淘洗干净，荞麦米用清水浸泡2小时。

❷ 锅置火上，放入荞麦、大米、莲子和适量清水煮沸，转为小火熬煮至荞麦米和大米八成熟时加入南瓜丁，煮至粥稠、米烂、南瓜熟透时关火即可。

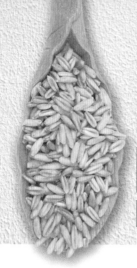

燕麦 降低血清胆固醇与甘油三酯的含量

降脂关键词	B族维生素、锌、植物甾醇、不饱和脂肪酸、可溶性膳食纤维、皂苷

热量	367千卡	（每100克可食部提供）

燕麦含有的B族维生素和锌，可以有效地降低血清胆固醇的含量，可对高脂血症等心血管疾病起到一定的预防作用。所含有的植物甾醇可防止肠道吸附胆固醇。燕麦还含有不饱和脂肪酸、可溶性膳食纤维及皂苷等物质，可降低血清胆固醇与甘油三酯的含量，起到调脂减肥的功效。

每天适宜吃多少

每天40克为宜。

烹调宜忌

用燕麦米或燕麦片蒸熟的米饭不宜再做成捞饭（泡水"捞"着吃），不然会使燕麦所含有的维生素B_1大量流失。

食用宜忌

燕麦营养虽然丰富，但一次不宜吃得太多，否则会造成胃痉挛或者腹部胀气。

推荐降脂食谱

虾仁香芹燕麦粥

材料 燕麦片100克，虾仁20克，芹菜50克。

调料 葱花、盐、香油各适量。

做法

❶ 燕麦片淘洗干净；虾仁洗净；芹菜择洗干净，切小丁。

❷ 锅中加适量水置火上，放入燕麦片煮沸，放入虾仁，用小火煮至软烂，撒上芹菜丁煮2分钟，加入葱花、盐、香油调味即可。

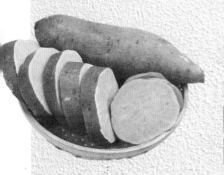

红薯 既能降低血脂又能润肠通便

降脂关键词	膳食纤维

热量	**99 千卡**	（每100克可食部提供）

红薯含有较多的膳食纤维，能吸收胃肠中较多的水分，润滑消化道，起到通便的作用，并可将肠道内过多的脂肪、糖、毒素排出体外，具有降脂的功效。

每天适宜吃多少

每天150克为宜。

营养档案

性味归经
性平，味甘，归脾、胃、大肠经。

营养功效
红薯富含淀粉、亚油酸、膳食纤维、胡萝卜素、维生素E及钾、铁、铜、硒、钙等微量元素，具有补中、和血、暖胃、益五脏、增强免疫力、防癌抗癌的功效。红薯含有的大量不易被消化酶破坏的果胶，能刺激消化液分泌及胃肠蠕动，起到润肠通便的作用。红薯中还含有一种类似雌激素的物质，可保护皮肤、延缓衰老。

烹调宜忌

红薯宜现烹调现切，以免氧化变黑，使其所含有的营养成分降低。

食用宜忌

红薯不宜一次食用过多，以免发生烧心、吐酸水、肚胀排气等不适感。

推荐降脂食谱

红薯炖土豆

材料 红薯、土豆各100克。
调料 葱花、盐、味精、植物油各适量。

做法

❶ 红薯洗净，切块；土豆去皮，洗净，切块。

❷ 炒锅置火上，倒入植物油，待油温烧至七成热，炒香葱花，放入红薯块和土豆块翻炒均匀。

❸ 淋入适量清水烧沸，转小火炖至红薯块和土豆块熟透，用盐和味精调味即可。

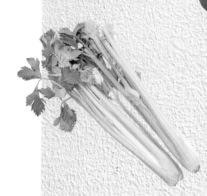

芹菜 使血清总胆固醇、甘油三酯、低密度脂蛋白胆固醇水平显著降低

降脂关键词	膳食纤维

热量	14 千卡	（每100克可食部提供）

芹菜中的膳食纤维含量较高且脂肪含量较低，能使高脂血症患者体内的血清总胆固醇、甘油三酯、低密度脂蛋白胆固醇水平显著降低。同时，芹菜还具有降低血液黏稠度的功效，可预防血栓。

每天适宜吃多少

每天50克为宜。

营养档案

性味归经
性凉，味甘，归肺、胃、肝经。

营养功效
芹菜含有蛋白质、碳水化合物、脂肪、维生素及矿物质，其中钙和磷的含量较高。具有清热利湿、增进食欲、消除疲劳的功效。对发烧引起的咳嗽可起到一定的止咳作用。神经过敏而无法入眠者吃些芹菜有一定的镇静作用。芹菜可用于尿血、糖尿病、小便不利、便秘、尿痛等病症的调养。

烹调宜忌

芹菜叶中所含的胡萝卜素和维生素C比茎多，因此烹调时最好不要把能吃的嫩叶扔掉。

食用宜忌

芹菜性凉质滑，脾胃虚寒、肠滑不固者谨慎食用。

推荐降脂食谱

虾仁芹菜

材料 芹菜150克，鲜虾仁50克。
调料 葱丝、姜丝、盐、植物油各适量。

做法

❶ 芹菜择洗干净，放入沸水中焯透，捞出，沥干水分，切段；鲜虾仁洗净，沥干水分。

❷ 锅置火上，倒入植物油，待油温烧至七成热，炒香葱丝、姜丝，放入鲜虾仁滑熟，倒入芹菜段翻炒均匀，用盐调味即可。

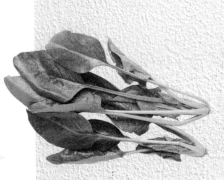

菠菜 改善血脂水平，预防高脂血症并发症

降脂关键词	维生素C、胡萝卜素
热量	24 千卡 （每100克可食部提供）

菠菜中含有的维生素C能够促进胆固醇分解，可有效降低胆固醇水平；还可增强脂蛋白脂肪酶的活性，从而促进低密度脂蛋白胆固醇和甘油三酯的分解，对血脂水平有较好的改善作用。其所含有的胡萝卜素，可改善人体的血脂水平，具有预防动脉硬化、冠心病、脑卒中等高脂血症并发症的作用。

每天适宜吃多少

每天100克为宜。

营养档案

性味归经
性寒，味甘，归大肠、胃经。

营养功效
菠菜蛋白质、维生素、矿物质和膳食纤维的含量丰富，具有补血止血、利五脏、通肠胃、调中气、活血脉、止渴润肠、敛阴润燥、滋阴平肝、助消化的功效，可用于头痛、目眩、便秘、便血、糖尿病、消化不良、跌打损伤、维生素C缺乏症等病症的调养。

烹调宜忌

菠菜含草酸较多，有碍机体对钙的吸收，所以吃菠菜时宜先用沸水焯烫后再炒，这样会降低草酸含量。同时，应尽可能地多吃一些碱性食品，如海带、蔬菜、水果等，以促使草酸钙溶解排出，防止结石。

菠菜烹熟后软滑易消化，特别适合老、幼、病、弱者食用，也适合爱美的人群常食。

推荐降脂食谱

菠菜鸡丝汤

材料 菠菜200克，鸡胸脯肉50克。

调料 葱花、姜丝、盐、鸡精、植物油各适量。

做法

❶ 菠菜择洗干净，放入沸水中焯30秒，捞出，沥干水分，切段；鸡胸脯肉洗净，切丝。

❷ 锅置火上，倒入植物油，待油温烧至七成热，炒香葱花、姜丝，倒入鸡丝滑熟，加适量清水中火烧沸，放入菠菜段搅拌均匀，用盐和鸡精调味即可。

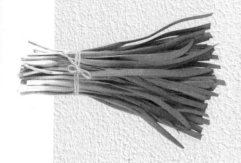

韭菜 预防冠心病等高脂血症并发症

降脂关键词	精油、含硫化合物

热量	26 千卡	（每100克可食部提供）

韭菜含有挥发性精油及含硫化合物，具有降低血脂的作用。食用韭菜可预防冠心病等高脂血症并发症。

每天适宜吃多少

每天100克为宜。

烹调宜忌

由于韭菜切开遇空气后，辛辣味会加重，烹调前再切较好。

营 养 档 案

性味归经
性温，味辛，归肝、脾、肾、胃经。

营养功效
韭菜含有蛋白质、脂肪、碳水化合物、膳食纤维、钙、磷、钾、胡萝卜素、维生素C、硫胺素、核黄素、抗坏血酸等营养成分。具有温中下气、补肾益阳等功效，还有很好的消炎杀菌作用，可用于白带异常、虚寒性闭经、阳痿等病症的辅助调养。

食用宜忌

1.消化不良或肠胃功能较弱的人，吃韭菜会烧心，不可多食。

2.腰膝无力、肾虚者可常吃韭菜炒河虾。

推荐降脂食谱

豆芽炒韭菜

材料 绿豆芽、韭菜各100克。

调料 葱花、盐、鸡精、植物油各适量。

做法

❶·绿豆芽择洗干净；韭菜择洗干净，切段。

❷·炒锅置火上，倒入植物油，待油温烧至七成热，炒香葱花，放入绿豆芽翻炒，待绿豆芽被翻炒至略微出汤时放入韭菜段翻炒，当韭菜被充分炒蔫后，用盐和鸡精调味即可。

（烹饪一点通）

在购买豆芽时不要挑选没有须根、茎粗短、顶芽小的豆芽菜，因为这种豆芽很可能是用化工原料催生出来的。

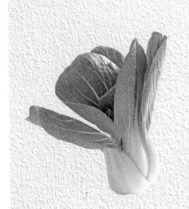

油菜 促进多余脂肪的排出，降脂减肥

降脂关键词	膳食纤维

热量	**23 千卡**	（每100克可食部提供）

油菜所含的热量较低，而且富含膳食纤维，可促进人体内多余脂肪的排出，还可增强肝脏的排毒功能，有助于降脂减肥。油菜与香菇一同烹调成菜，可增强降血脂的功效。

每天适宜吃多少

每天150克为宜。

烹调宜忌

1.油菜宜现切现做，并用大火快炒，这样能保持口味鲜脆，又可使营养成分不被破坏。

2.在浸泡干香菇的水中加入少许白糖，可使泡发出的香菇味道更鲜美。

食用宜忌

油菜性偏寒，凡脾胃虚寒、大便溏泻者不宜多食。

推荐降脂食谱

香菇油菜

材料 油菜150克，干香菇10克。
调料 葱花、水淀粉、盐、鸡精、植物油各适量。

做法

❶•油菜择洗干净；干香菇用清水泡发，洗净，放入沸水中焯透，捞出，切丝。

❷•炒锅置火上，倒入植物油，待油温烧至七成热，炒香葱花，放入油菜和香菇丝翻炒4分钟，用盐和鸡精调味，水淀粉勾芡即可。

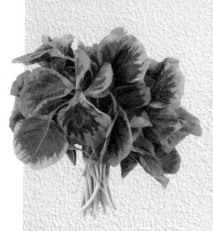

苋菜 既可减肥又可降脂的蔬菜

降脂关键词	叶酸
热量	**31 千卡** |（每100克可食部提供）

苋菜富含叶酸，叶酸能促进人体内的脂肪氧化，除去人体内多余的脂肪，减肥又降脂。

每天适宜吃多少

每天80克为宜。

烹调宜忌

1.苋菜食用前，最好用开水焯烫，可以去除所含植酸及菜上的农药。

2.苋菜焯烫、炒制时间不宜过长，以免营养流失。

营养档案

性味归经
性凉，味甘，归肺、大肠经。

营养功效
苋菜富含的铁、钙和维生素K，可促进凝血，增加血红蛋白含量并提高携氧能力，促进造血等功能。苋菜富含易被人体吸收的钙质，对牙齿和骨骼的生长可起到促进作用，并可维持正常的心肌活动，防止肌肉痉挛（抽筋）。常食苋菜可减肥轻身，促进排毒，防止便秘。

食用宜忌

1.适合老、幼、妇女、减肥者食用。苋菜清热解毒，夏季食用较好。

2.苋菜清热利窍、滑胎利产，适宜孕妇临产时食用，与马齿苋同食更好；也适宜产后瘀血腹痛时食用。

3.消化不良、脾胃虚弱、易发生腹泻的人应少食。

推荐降脂食谱

皮蛋苋菜汤

材料 皮蛋1个，苋菜150克。

调料 葱花、盐、鸡精、水淀粉、香油各适量。

做法

❶ 皮蛋洗净，去皮，切月牙瓣；苋菜择洗干净，切段。

❷ 汤锅置火上，倒入适量清水烧沸，放入皮蛋、苋菜、葱花煮3分钟，用盐、鸡精和香油调味，水淀粉勾芡即可。

烹饪一点通

把刀放在火上烤热后切皮蛋不易粘刀。

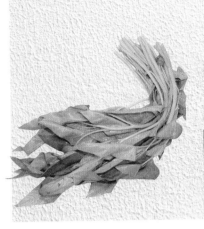

空心菜 可降胆固醇和甘油三酯

降脂关键词	烟酸、维生素C
热量	20千卡 |（每100克可食部提供）

空心菜所含有的烟酸、维生素C等营养物质可降低胆固醇、甘油三酯，具有降脂减肥的功效。

每天适宜吃多少

每天80克为宜。

烹调宜忌

空心菜宜用大火快炒，以免营养流失。

营养档案

性味归经
性微寒，味甘，归胃、大肠经。

营养功效
空心菜含有丰富的维生素C、烟酸、胡萝卜素、膳食纤维及钙、镁、锌、磷、硒等营养物质，具有清热解毒、润燥滋阴、凉血止血、通便的功效。

食用宜忌

1.空心菜富含膳食纤维，可刺激胃肠蠕动，促进排便，适合大便干结者食用。

2.空心菜性寒，体质虚弱、脾胃虚寒、大便泄泻者不宜常吃。

推荐降脂食谱

蒜香空心菜

材料 空心菜250克，蒜瓣10克。
调料 盐、鸡精、植物油各适量。
做法

❶ 空心菜择洗干净；蒜瓣去皮，洗净，切末。

❷ 炒锅置火上，倒入适量植物油，待油温烧至七成热，加蒜末炒香。

❸ 放入空心菜翻炒3分钟，用盐和鸡精调味即可。

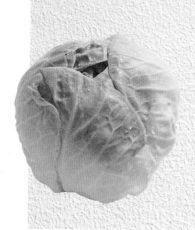

卷心菜 预防血栓等高脂血症并发症

降脂关键词	膳食纤维、生物活性物质
热量	22千卡

（每100克可食部提供）

卷心菜所含有的膳食纤维可降低胆固醇，还可阻止过多的碳水化合物被人体吸收，可降脂、减肥。同时卷心菜中含有的生物活性物质，可预防血栓等高脂血症并发症。

每天适宜吃多少

每天100克为宜。

烹调宜忌

用卷心菜做汤时要等汤煮开后再放入卷心菜，煮时应加盖，尽量保持其营养成分不流失。

营养档案

性味归经
性平，味甘，归脾、胃经。

营养功效
卷心菜含有丰富的维生素C、维生素E、β-胡萝卜素等营养物质，具有较强的抗氧化作用及抗衰老的功效。卷心菜含有丰富的异硫氰酸丙酯衍生体，可杀死人体内导致白血病的异常细胞。

食用宜忌

1.卷心菜富含叶酸，孕妇、贫血患者宜常吃。

2.患有溃疡病的人适宜常吃些卷心菜，因为卷心菜富含维生素U，可加速溃疡面的愈合。

推荐降脂食谱

开阳卷心菜

材料 卷心菜150克，海米10克。

调料 植物油、葱花、酱油、盐各适量。

做法

❶ 卷心菜择洗干净，撕成小片；海米洗净。

❷ 锅置火上烧热，倒入植物油，炒香葱花，放入卷心菜和海米翻炒，淋入适量酱油翻炒至卷心菜熟透，加盐调味即可。

烹饪一点通

海米有咸味，调味时应减少盐的用量。

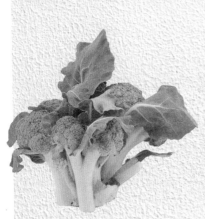

西蓝花 预防动脉硬化等高脂血症并发症

降脂关键词	芥子油、含硫化合物、膳食纤维

热量	33 千卡	（每100克可食部提供）

西蓝花含有丰富的芥子油及含硫化合物，可以预防动脉硬化等高脂血症并发症。西蓝花膳食纤维的含量也很丰富，可以降低胆固醇。

每天适宜吃多少

每天100克为宜。

烹调宜忌

为了减少西蓝花中维生素C和抗癌成分的损失，宜用大火快炒。

营养档案

性味归经
性凉，味甘，归肾、脾、胃经。

营养功效
西蓝花富含膳食纤维、维生素A、B族维生素、维生素C、维生素E、芦丁、叶酸及钙、磷、铁等矿物质。可减少乳腺癌、直肠癌及胃癌等癌症的发病概率。可为人体补充维生素K，可增强血管壁的韧性，使血管不易破裂。

食用宜忌

西蓝花质地细嫩，食后较易消化吸收，适宜儿童、中老年人及脾胃虚弱、消化功能不强者食用。

推荐降脂食谱

西蓝花烩胡萝卜

材料 西蓝花200克，胡萝卜50克。

调料 葱花、蒜末、盐、鸡精、植物油各适量。

做法

❶ 西蓝花择洗干净，掰成小朵；胡萝卜择洗干净，切片。

❷ 炒锅置火上，倒入植物油烧至七成热，炒香葱花和蒜末，放入胡萝卜和适量水炖2分钟，倒入西蓝花翻炒至熟，用盐和鸡精调味即可。

（烹饪一点通）

胡萝卜中所含有的胡萝卜素是脂溶性物质，只有溶解在油脂中，食用以后才能在人体内转变为维生素A。因此，吃胡萝卜最好用油炒一下或与肉同炖。

芦笋 降低胆固醇含量，保护心血管

降脂关键词	膳食纤维

热量	19 千卡	（每100克可食部提供）

　　芦笋中含有的膳食纤维能与肠道中胆固醇代谢产物胆酸合成不能被人体吸收的复合物，这些复合物会随大便排出体外，从而降低胆固醇的含量，保护心血管。

每天适宜吃多少

　　每天50克为宜。

烹调宜忌

　　不宜将生芦笋拿来做凉拌菜，因为芦笋生着吃其所含有的一些营养物质不易被人体吸收。芦笋可炒、烩、烧、煨、炖、蒸、煮、煲，也可用沸水焯熟后凉拌。

食用宜忌

　　芦笋所含的热量较低，适合身体肥胖的人食用。

推荐降脂食谱

芦笋烧草菇

材料 芦笋150克，草菇50克。

调料 葱花、鸡精、盐、水淀粉、植物油各适量。

做法

❶ 芦笋择洗干净，切段；草菇去根，洗净，撕成条状，放入沸水中焯透，捞出；取小碗，加鸡精、盐、水淀粉搅匀，制成芡汁。

❷ 锅置火上，倒入植物油，待油温烧至七成热，炒香葱花，放入芦笋段炒熟，倒入草菇翻炒均匀，淋入芡汁翻炒均匀即可。

（烹饪一点通）

草菇可炒、熘、烧、烩、蒸、酿，也可做汤，或作各种荤菜的配料。

营养档案

性味归经
性寒，味甘，归脾、胃经。

营养功效
芦笋富含蛋白质、膳食纤维、维生素A、维生素B_1、维生素B_2、维生素C、维生素P、烟酸、叶酸、甘露聚糖、胆碱、精氨酸、天冬酰胺等营养素。可补充叶酸、消暑解渴、清凉降火、治疗心血管及肾病、防止癌细胞扩散。

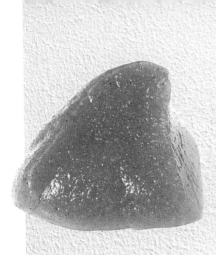

魔芋 减少体内胆固醇的积累

降脂关键词	膳食纤维

| 热量 | 37 千卡 | （每100克可食部提供） |

魔芋中的膳食纤维可减少肠道对脂肪的吸收，并可有效吸附胆固醇和胆汁酸，抑制肠道对胆固醇和胆汁酸的吸收，减少体内胆固醇的积累。

每天适宜吃多少

每天80克为宜。

烹调宜忌

烹制魔芋时，可以先用手或勺子将其捣碎，这样做魔芋既容易熟，又容易入味。

营养档案

性味归经
性温，味辛，归心、脾经。

营养功效
魔芋富含淀粉、蛋白质、多种维生素和钾、磷、硒等矿物质元素，是一种低热能、低蛋白质、低脂肪、高膳食纤维的食品。魔芋可以降低胆固醇、防治高血压、防治糖尿病，是防治肥胖的理想食物。

食用宜忌

1.魔芋是糖尿病患者的理想食品，因为魔芋能延缓葡萄糖的吸收，降低餐后血糖。

2.魔芋一次不宜吃得过多，不然会出现腹胀等不适感。

推荐降脂食谱

魔芋焖鱼

材料 魔芋100克，草鱼段200克。
调料 葱花、蒜片、姜片、酱油、盐、植物油各适量。

做法

❶ 魔芋洗净，切块；草鱼段收拾干净。

❷ 炒锅置火上，倒入植物油，待油温烧至五成热，放入草鱼段煎至两面的鱼肉变白，炒香葱花、蒜片和姜片，淋入酱油。

❸ 下入魔芋块翻炒均匀，加入适量清水，用小火焖至鱼肉和魔芋熟透，用盐调味即可。

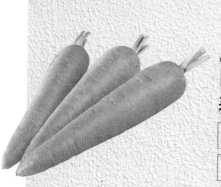

胡萝卜 含有多种降血脂营养素

降脂关键词	维生素 E、山萘酚、槲皮素
热量	40 千卡 （每100克可食部提供）

胡萝卜中富含的维生素E有降血脂的功效。胡萝卜含有的山萘酚、槲皮素，可增加冠状动脉血流量、降血脂、促进肾上腺素合成，可用来防治高血脂等病症。

每天适宜吃多少

每天1根（大约60克）为宜。

烹调宜忌

胡萝卜最好不要削皮吃，因为胡萝卜素主要存在于皮下。

营养档案

性味归经
性平，味甘，归肺、脾经。

营养功效
胡萝卜含碳水化合物、胡萝卜素、维生素B$_1$、维生素B$_2$、挥发油、胡萝卜碱、钙、磷等。可健脾化滞、降低血糖、抗衰老、防治肿瘤。可用于夜盲症、角膜干燥症、视力昏花、高血压、糖尿病等病症的调养。

食用宜忌

1.胡萝卜不宜一次吃得太多，过量摄入胡萝卜素会使皮肤变成橙黄色，但停止食用后，皮肤的橙黄色会渐渐消退。

2.适宜脾胃气虚、贫血、营养不良、食欲不振的人及少年儿童食用。

推荐降脂食谱

胡萝卜烧白菜

材料 胡萝卜50克，大白菜150克。
调料 葱花、姜末、蒜末、盐、味精、植物油各适量。

做法

❶ 胡萝卜洗净，切片；大白菜择洗干净，切片。

❷ 锅置火上，倒入植物油，待油温烧至七成热，炒香葱花、姜末和蒜末，放入胡萝卜片和白菜片翻炒均匀，加适量清水烧熟，用盐和味精调味即可。

（烹饪一点通）

切白菜时，宜顺丝切，这样白菜易熟。

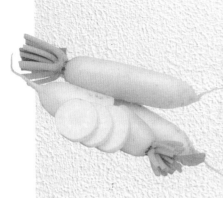

萝卜 对预防动脉粥样硬化等高脂血症并发症较为有益

降脂关键词	维生素 B_1、维生素 B_2、维生素 C、钙、磷、铁

热量	31 千卡	（每100克可食部提供）

萝卜含有的维生素 B_1、维生素 B_2、维生素C及钙、磷、铁，对预防动脉粥样硬化等高脂血症并发症较为有益。

每天适宜吃多少

每天50~100克为宜。

烹调宜忌

萝卜顶部维生素C含量较多，宜切丝、条，快速烹调。

营养档案

性味归经
性凉，味辛、甘，归肺、脾经。

营养功效
萝卜含维生素A、维生素 B_1、维生素 B_2、维生素C、膳食纤维、氧化酶、淀粉酶及钙、磷、铁等，有祛痰、消食行滞的功效。可用于食积腹胀、咳嗽痰多、反胃吐食、便秘等病症的调养。萝卜含有的糖化酶还可分解致癌物亚硝胺，起防癌作用。

食用宜忌

服用人参、西洋参、地黄和何首乌时不要同时吃萝卜。但在服用人参、西洋参后出现腹胀时则可以吃萝卜，以消除腹胀。

推荐降脂食谱

鲫鱼萝卜丝汤

材料 白萝卜250克，鲫鱼1条（约150克）。

调料 香菜末、盐、植物油各适量。

做法

❶ 鲫鱼去鳞，除鳃和内脏，洗净；白萝卜去根须，洗净，切丝。

❷ 锅置火上，倒入植物油，待油温烧至五成热，放入鲫鱼煎至两面的鱼肉变白，盛出。

❸ 砂锅倒入适量温水置火上，放入煎好的鲫鱼，大火煮沸后转小火炖至鲫鱼熟烂，汤呈奶白色。再放入白萝卜丝，煮3分钟。最后用盐调味，撒上香菜末即可。

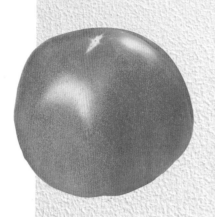

番茄 降低血清胆固醇水平，防止高密度脂蛋白受到氧化

降脂关键词	番茄红素

热量	19 千卡	（每100克可食部提供）

番茄所含有的番茄红素具有抗氧化作用，可清除自由基，防止高密度脂蛋白受到氧化，还可降低血清胆固醇水平，西方一些国家多用天然的番茄红素来防治高脂血症。

每天适宜吃多少

每天100~150克为宜。

营养档案

性味归经
性微寒，味甘、酸，归肝、胃、脾经。

营养功效
番茄含有B族维生素、维生素C、维生素P、胡萝卜素、番茄红素、苹果酸、柠檬酸和糖类。可生津止渴、平喘、健胃消食、凉血平肝、利尿、清热解毒、抗真菌、抗炎症、降低血压、强身健体、促进人体生长发育、抗衰老、抗癌。可用于齿龈出血、热病口渴、高血压、肿瘤等病症的辅助调养。

烹调宜忌

烹调番茄时加少许醋，能破坏番茄中的有害物质番茄碱。

食用宜忌

1. 空腹时不要吃番茄，因为空腹时胃酸会与番茄中的胶质、柿胶酚等结合生成块状结石，会造成胃部胀痛。

2. 番茄可利尿，患有肾炎的病人宜常吃些番茄。

推荐降脂食谱

番茄丝瓜

材料 丝瓜200克，番茄100克。

调料 葱花、盐、鸡精、植物油各适量。

做法

❶ 丝瓜刮净绿皮，去蒂，洗净，切滚刀块；番茄洗净，去蒂，切块。

❷ 炒锅置火上，倒入植物油，待油温烧至七成热，炒香葱花，放入丝瓜块和番茄块炒熟，用盐和鸡精调味即可。

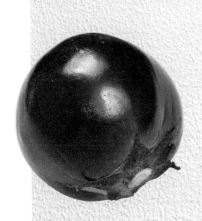

茄子 显著降低血脂

降脂关键词	维生素P、皂苷
热量	21 千卡 （每100克可食部提供）

茄子皮内所富含的维生素P具有显著降低血脂的功效。茄子还含有丰富的皂苷，可降低血液中的胆固醇。是高脂血症患者理想的保健食物。

每天适宜吃多少

每天50~100克为宜。

烹调宜忌

1.切开的茄子可用清水浸泡，这样可防止茄子变黑。

2.保持茄子的营养应讲究烹调方法，烧、焖、蒸、拌等都适宜。

3.用铁锅烹熟的茄子应尽快盛出，长时间在铁锅里存放，茄子的颜色会变黑。

食用宜忌

消化不良、体弱胃寒的人不宜常吃茄子。

推荐降脂食谱

麻酱拌茄子

材料 紫色长茄子250克，芝麻酱5克。

调料 葱花、蒜末、盐、鸡精、香油各适量。

做法

❶ 茄子去蒂，洗净，蒸熟，取出，撕成茄条；芝麻酱用水调稀。

❷ 取盘，放入茄条，加葱花、蒜末、盐、鸡精、香油和调稀的芝麻酱拌匀即可。

（烹饪一点通）

芝麻酱很干，在调味时需先用凉开水调稀，这样易于酱料在菜肴中拌得均匀。

营养档案

性味归经

味甘，性凉，归脾、胃、大肠经。

营养功效

茄子含有碳水化合物、蛋白质、维生素C、维生素P、钙、磷等。可活血、清热、止痛、消肿、降低胆固醇、抗癌，防咯血、紫斑症。茄子所含的B族维生素对痛经、慢性胃炎及肾炎水肿等也有一定的辅助治疗作用。

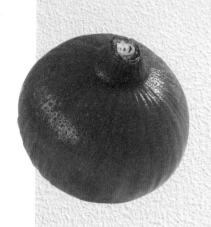

洋葱 降低血液黏稠度，预防血栓形成

降脂关键词	二烯丙基二硫化物、氨基酸、前列腺素A

热量	39千卡	（每100克可食部提供）

洋葱含有的二烯丙基二硫化物和氨基酸，具有降脂的功效。洋葱还含有前列腺素A，这种物质可降低血液黏稠度，增加冠状动脉血流量，降低和预防血栓形成。

每天适宜吃多少

每天150克为宜。

烹调宜忌

洋葱以嫩脆有一些微辣为佳，烹调时不宜加热过久，以免影响味道、口感及营养。

食用宜忌

凡有皮肤瘙痒性疾病或患有眼疾、眼部充血者应慎食洋葱。

推荐降脂食谱

洋葱炒番茄

材料 洋葱150克，番茄50克。
调料 洋盐、鸡精、植物油各适量。
做法

1. 洋葱剥去老皮，去蒂，洗净，切块；番茄洗净，去蒂，切月牙瓣。
2. 炒锅置火上，倒入植物油，待油温烧至七成热，倒入洋葱和番茄翻炒至熟，用盐和鸡精调味即可。

（烹饪一点通）

挑选洋葱时应注意观察，优质洋葱外观完整,表皮光滑,无裂口或腐烂。

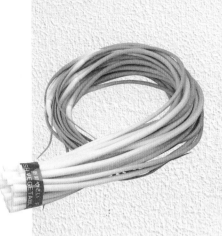

蒜薹 降低血清胆固醇和甘油三酯，防治动脉硬化

降脂关键词	蒜氨酸、环蒜氨酸
热量	61 千卡　（每100克可食部提供）

蒜薹可以降低血清胆固醇和甘油三酯，可防治动脉硬化。蒜薹中的蒜氨酸和环蒜氨酸是降血脂的有效成分。

每天适宜吃多少

每天60克为宜。

烹调宜忌

1.蒜薹不宜烹制得过烂，以免大蒜素被破坏，杀菌作用降低。

2.用旺火可使炒出来的蒜薹嫩而不老，养分损失较少。

食用宜忌

消化功能不佳的人宜少吃；过量食用会影响视力；有肝病的人过量食用，会造成肝功能障碍。

推荐降脂食谱

蒜薹烧香菇

材料　蒜薹150克，鲜香菇50克。
调料　盐、味精、植物油各适量。
做法

❶ 蒜薹择洗干净，切段；鲜香菇去蒂，洗净，放入沸水中焯透，捞出，沥干水分，切丝。

❷ 锅置火上烧热，倒入植物油，放入蒜薹和香菇翻炒至蒜薹断生，用盐和味精调味即可。

营养档案

性味归经 ——
性温、燥，味辛、辣，归脾、胃、肺经。

营养功效
蒜薹含有蛋白质、碳水化合物、维生素A、维生素B_2、维生素C、烟酸、钙、磷、膳食纤维、胡萝卜素等成分。具有活血、防癌、抑菌杀菌、疗疮癣、健脾胃等功效。可预防便秘，降血脂，预防冠心病和动脉硬化，并可防止血栓的形成。可保护肝脏，可阻断亚硝胺致癌物质的合成，从而预防癌症的发生。

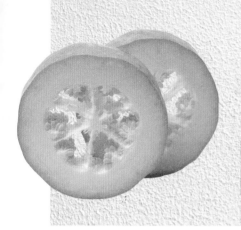

冬瓜 具有减肥降脂功效的蔬菜

降脂关键词	维生素 B_1、丙醇二酸、烟酸
热量	11 千卡　　（每100克可食部提供）

冬瓜所含有的维生素B_1，能促进淀粉和糖类转化为热能。其所含有的丙醇二酸，还可抑制糖类物质转化为脂肪；所含的烟酸，可降低血中的胆固醇、甘油三酯的含量。

每天适宜吃多少

每天150~200克为宜。

烹调宜忌

冬瓜与肉类煮汤时需后放，然后小火慢炖，可防止冬瓜过烂导致其营养损失。

食用宜忌

冬瓜适宜肾病、水肿、肝硬化腹水、癌症、脚气病、高血压、糖尿病、动脉硬化、冠心病、肥胖及缺乏维生素C者常食。

营养档案

性味归经 ——————
性凉，味甘、淡，归肺、大肠、小肠、膀胱经。

营养功效 ——————
冬瓜含蛋白质、碳水化合物、膳食纤维、无机盐、钙、磷、铁、胡萝卜素、烟酸、维生素B_1、维生素B_2、维生素C等。冬瓜有利尿消肿、清热解毒、化痰的功效。可用于肾炎水肿、咳嗽、中暑高热、慢性气管炎、妊娠水肿、鱼蟹或河豚中毒、糖尿病等病症的调养。

推荐降脂食谱

牡蛎冬瓜汤

材料 鲜牡蛎50克，冬瓜150克。
调料 香菜末、葱花、花椒粉、盐、鸡精、植物油各适量。
做法
❶ 牡蛎洗净泥沙；冬瓜去皮除籽，洗净，切片。
❷ 锅置火上，倒入适量植物油，待油温烧至七成热，放入葱花和花椒粉炒香。
❸ 倒入冬瓜块翻炒均匀，加适量清水大火烧沸，转中火煮至八成熟，放入牡蛎煮熟，用盐、鸡精和香菜末调味即可。

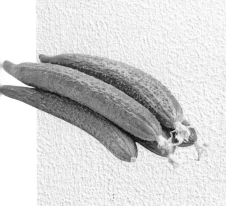

黄瓜 减肥又降胆固醇，是高脂血症患者的食疗良蔬

降脂关键词	膳食纤维、丙醇二酸

热量	15 千卡	（每100克可食部提供）

黄瓜富含膳食纤维，可降低血液中的胆固醇；黄瓜中含有的丙醇二酸，可抑制糖类物质转化为脂肪，常食可起到减肥的作用；黄瓜的热量较低，是高脂血症患者理想的食疗良蔬。

每天适宜吃多少

每天1根为宜（约150克）。

营养档案

性味归经
性凉，味甘，归脾、胃、大肠经。

营养功效
黄瓜含有蛋白质、维生素B_2、维生素C、维生素E、胡萝卜素、烟酸，以及钙、磷等矿物质，可增强大脑神经功能、利尿、防治便秘、减肥、美容、解毒、降血压、降低血糖、抗癌。可用于红眼病、烫伤、小儿食积、四肢水肿、风热腹泻、湿热痢疾、白癜风、糖尿病等病症的辅助调养。

烹调宜忌

黄瓜中维生素含量较少，烹调黄瓜时应同时搭配些其他的蔬菜或瓜果。

食用宜忌

黄瓜性凉，久病体虚、脾胃虚寒者不宜多吃。

推荐降脂食谱

黄瓜拌海蜇

材料 黄瓜150克，海蜇皮50克。
调料 蒜末、葱花、盐、鸡精、植物油各适量。

做法
❶ 海蜇皮用清水浸泡去盐分，洗净，切丝；黄瓜洗净，去蒂，切丝；取盘，放入海蜇丝和黄瓜丝，加蒜末、盐和鸡精拌匀。
❷ 炒锅置火上，倒入植物油，待油温烧至七成热，炒香葱花，关火。
❸ 将炒锅内的油连同葱花一同淋在海蜇丝和黄瓜丝上拌匀即可。

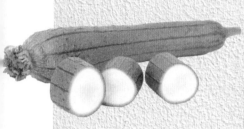

丝瓜 防止血脂升高，维护心脑血管正常功能

降脂关键词	膳食纤维

热量	**20 千卡**	（每100克可食部提供）

丝瓜所富含的膳食纤维可帮助人体排出多余的胆固醇，防止血脂升高，可起到维护心脑血管正常功能的作用。

每天适宜吃多少

每天100~200克为宜。

烹调宜忌

烹制丝瓜时应尽量保持口味清淡，要少用油，可勾稀芡，用味精或胡椒粉提味，这样才能显现出丝瓜香嫩爽口的特点。

食用宜忌

1.体虚内寒、腹泻者不宜多吃丝瓜。

2.产后乳汁不通的妇女及月经不调、身体疲乏、哮喘、咳嗽者适宜常吃些丝瓜。

推荐降脂食谱

丝瓜炒鸡蛋

材料 丝瓜200克，鸡蛋120克。
调料 葱、盐、植物油各适量。
做法

❶·丝瓜去皮洗净，切滚刀片，放入开水中焯一下；鸡蛋打散。

❷·锅中放入底油，将鸡蛋炒熟，盛出备用。

❸·另起锅，放入油，将葱段爆香，倒入焯过水的丝瓜，加盐翻炒30秒后，加入炒熟的鸡蛋，翻炒均匀即可。

烹饪一点通

丝瓜焯水后过一下冷水，可使其颜色保持翠绿。

营养档案

性味归经
性平，味甘，归肝、胃经。

营养功效
丝瓜含蛋白质、维生素B_1、维生素C、瓜氨酸、碳水化合物、钙、磷等。具有清热凉血、解毒通便、止咳平喘、祛风化痰、润肤美容、通经络、行血脉、下乳汁等功效。

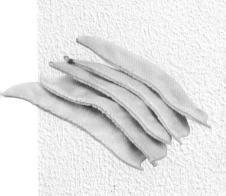

豆角 有效清除血清中的胆固醇

降脂关键词	镁、植物甾醇

热量	**39 千卡**	（每100克可食部提供）

豆角所含有的镁可有效清除血清中的胆固醇。豆角中含有的植物甾醇不但不能被人体吸收，而且还有抑制人体吸收胆固醇、降低血液中胆固醇含量的作用。

每天适宜吃多少

每天50～100克为宜。

烹调宜忌

1.烹调豆角的时候应去掉含皂苷和植物血凝素这两种有毒物质比较多的两端及边筋。

2.正确烹调豆角的方法是充分加热、彻底炒熟，使豆角由硬挺变为蔫软，颜色由鲜绿色变为暗绿，吃起来无豆腥味。

食用宜忌

1.糖尿病患者由于脾胃虚弱，经常感到口干舌燥，平时适宜常吃些豆角。

2.皮肤瘙痒、急性肠炎患者适宜食用豆角。

推荐降脂食谱

蒜香豆角丝

材料 豆角150克，蒜瓣15克。

调料 葱花、盐、鸡精、植物油各适量。

做法

❶ 豆角择洗干净，切丝；蒜瓣洗净，去皮，切末。

❷ 炒锅置火上烧热，倒入植物油，炒香葱花，放入豆角丝翻炒数下后加入适量的水烧至豆角丝熟透，加蒜末翻炒2分钟，用盐和鸡精调味即可。

营养档案

性味归经

性平，味甘，归脾、胃经。

营养功效

豆角含有B族维生素、维生素C及烟酸、矿物质和植物蛋白等营养素，具有润肤、明目、解渴清暑、补肾止泻、益气生津、健脾和胃、除湿止泻、解毒下气的作用。还可以增强免疫能力、预防癌症。

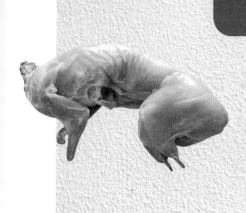

兔肉 降低血脂，抑制动脉粥样硬化症的发生和发展

降脂关键词	卵磷脂、不饱和脂肪酸

热量	102 千卡	（每100克可食部提供）

兔肉含有丰富的卵磷脂，可降低血脂，抑制动脉粥样硬化症的发生和发展。兔肉脂肪含量低，且多为不饱和脂肪酸，是高脂血症患者首选的动物性食物之一。

每天适宜吃多少

每天80~100克为宜。

烹调宜忌

兔肉不宜加生姜、芥末烹调食用，因为兔肉性寒，生姜、芥末辛辣性热，一寒一热，两者同食容易导致腹泻。

食用宜忌

有四肢怕冷等阳虚症状者不宜食用。

营养档案

性味归经
性寒，味甘，归肝、大肠经。

营养功效
兔肉含蛋白质、脂肪、卵磷脂、维生素和多种微量元素，赖氨酸含量也较高。有滋阴凉血、益智健脑的功效。兔肉所含的氨基酸、卵磷脂等营养素是儿童、青少年大脑和其他器官发育不可缺少的物质。还可抑制血小板凝聚、阻止血栓形成。

推荐降脂食谱

花生兔丁

材料 兔肉100克，熟花生仁50克。

调料 辣椒油、豆豉、醋、花椒、葱段、姜片、蒜末、盐、鸡精、白糖各适量。

做法

❶ 兔肉洗净，放入沸水中氽去血水，捞出，放入另一个沸水锅内，加入葱段、姜片、花椒，中火煮熟，捞出，凉凉，切丁。

❷ 取小碗，加盐、鸡精、白糖、豆豉、蒜末、醋和辣椒油搅拌均匀，制成调味汁。

❸ 取盘，放入兔肉丁和熟花生仁，淋入调味汁拌匀即可。

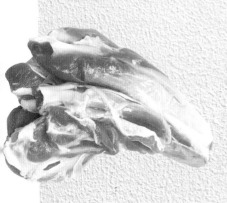

羊肉 改善脂质代谢，降低血清总胆固醇水平

降脂关键词	B 族维生素

热量	**203 千卡**	（每100克可食部提供）

羊肉所含有的B族维生素可改善脂质代谢，降低血清总胆固醇的水平，并可防止脂肪聚集于肝脏中，促进磷脂在肝脏中的合成，并降低胆固醇浓度。

每天适宜吃多少

每天80~100克为宜。

烹调宜忌

1.炖羊肉营养损失最小，爆炒羊肉次之，烤、炸羊肉营养损失最多，所以烹调羊肉宜选用炖这种烹调方法。

2.烹调羊肉时放葱、姜、孜然等调料可以祛除羊肉的膻味。

食用宜忌

羊肉需要熟透后再吃，没有熟透的羊肉含有醋酸梭状芽孢杆菌，易引发四肢无力、昏迷，甚至死亡。

推荐降脂食谱

萝卜羊肉丝

材料 白萝卜100克，瘦羊肉50克。

调料 香菜末、葱丝、姜丝、酱油、料酒、水淀粉、盐、鸡精、植物油各适量。

做法

❶ 白萝卜择洗干净，切丝；瘦羊肉洗净，切丝，用酱油、料酒和水淀粉抓匀。

❷ 炒锅置火上，倒入植物油，待油温烧至七成热，炒香葱丝和姜丝，放入羊肉丝滑熟。

❸ 下入白萝卜丝翻炒均匀，加入适量清水，转小火烧至白萝卜丝熟透，用适量盐和鸡精调味，撒上香菜末即可。

营养档案

性味归经 ————
性温，味甘，归脾、胃、肾经。

营养功效 ————
羊肉含有多种人体必需的氨基酸、维生素及钙、磷、铁等矿物质。能补气滋阴、暖中补虚、开胃健脾。可用于身体瘦弱、畏寒、脾胃虚寒、腰膝酸软、产后血虚等病症的调养。

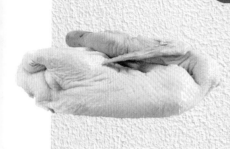

禽肉

鸭肉 有效降低胆固醇

降脂关键词	单不饱和脂肪酸

热量	240 千卡	（每100克可食部提供）

研究表明，鸭肉中的脂肪富含单不饱和脂肪酸，有降低胆固醇的作用。

每天适宜吃多少

每天60～80克为宜。

烹调宜忌

1.炖制老鸭时在锅里放几粒螺蛳肉同煮，不易煮烂的老鸭就会被煮得酥烂。

2.在烹调鸭肉的锅里加入一些黄豆同烧，这样做出的鸭肉不仅肉嫩，而且熟得快，营养价值也高。

营养档案

性味归经 ——————
性微寒，味甘、咸，归脾、胃、肺、肾经。

营养功效 ——————
鸭肉脂肪含量适中，富含蛋白质、维生素A、B族维生素、维生素E及钾、铁、铜、锌等矿物质。可滋阴补血、消水肿、保护肾脏、清肺解热、防治心血管疾病。

食用宜忌

1.营养不良、水肿或产后病后体虚的人适宜食用鸭肉。

2.鸭肉宜与大米煮成粥食用，具有养阴补益、消水肿的功效，可治疗体虚水肿。

推荐降脂食谱

芹菜拌烤鸭丝

材料 烤鸭肉300克，芹菜100克。
调料 蒜末、盐、鸡精、香油各适量。
做法
❶·先将烤鸭片成片，然后将鸭肉撕成细丝。
❷·芹菜择洗干净，放入沸水中焯2分钟，捞出，凉凉，切段。
❸·取盘，放入烤鸭丝和芹菜段，加入适量蒜末、盐、鸡精拌匀，放入香油调味即可。

（烹饪一点通）

烤鸭肉与芹菜搭配食用，能突出烤鸭肉鲜香的口感，并且可消除鸭肉的油腻感。

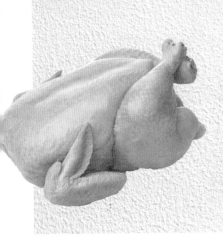

鸡肉 降低对人体健康不利的低密度脂蛋白胆固醇

降脂关键词	不饱和脂肪酸

热量	**167 千卡**	（每100克可食部提供）

鸡肉的脂类物质和猪肉、牛肉比较，含有较多的不饱和脂肪酸如油酸和亚油酸，能够降低对人体健康不利的低密度脂蛋白胆固醇。

每天适宜吃多少

每天80~100克为宜。

烹调宜忌

用鸡肉炖汤喝，是鸡肉吃法中较科学的一种，这能让鸡肉中的营养充分释放到汤中，更利于人体吸收。

营养档案

性味归经

性温，味甘，归脾、胃经。

营养功效

鸡肉含有丰富的维生素和钙、磷、铁等矿物质，具有益五脏、补虚损、健脾胃、强筋骨的功效。此外，鸡肉蛋白质含量较高，且易被人体吸收和利用，有增强体力、强壮身体的作用。鸡肉含有人体必需的多种氨基酸，可提高身体的免疫力。

食用宜忌

患有痛风症的病人不宜喝鸡汤，因鸡汤中的嘌呤含量较高，会加重病情。

推荐降脂食谱

豌豆苗炒鸡片

材料 豌豆苗400克，鸡胸脯肉300克，鸡蛋2个（取蛋清）。

调料 盐、味精、料酒、水淀粉、鲜汤、植物油各适量。

做法

❶ 豌豆苗去根，洗净；鸡胸脯肉洗净，切片，用料酒、鸡蛋清、水淀粉拌匀，挂浆；味精、盐、料酒、水淀粉、鲜汤制成调味汁，待用。

❷ 锅置火上，倒油烧热，倒入鸡片，滑熟，捞出沥油，待用。

❸ 锅留底油烧热，倒入豌豆苗翻炒片刻，再倒入鸡片炒匀，淋上调味汁即可。

（烹饪一点通）

豌豆苗不宜炒得过老，否则不仅会失去豌豆苗的清香味，而且口感也不好。

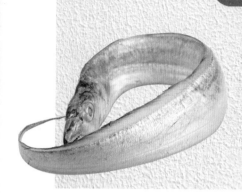

带鱼 降低血脂和血液黏稠度，防治动脉粥样硬化

降脂关键词	不饱和脂肪酸、硒

热量	127 千卡	（每100克可食部提供）

带鱼含有的不饱和脂肪酸，可降低血脂和血清胆固醇。硒元素可降低血液黏稠度，增加冠状动脉的血流量，同时可减少心肌的损伤，防治动脉粥样硬化。

每天适宜吃多少

每天100克为宜。

烹调宜忌

覆盖带鱼身体表面的一层银白色物质为油脂，这种油脂所含的不饱和脂肪酸比带鱼肉还高，所以在烹调前处理带鱼时，不要将这层油脂刮掉。

营 养 档 案

性味归经
性温，味甘，归肝、脾经。

营养功效
带鱼富含不饱和脂肪酸、维生素A、维生素B_1、维生素B_2及镁、钙、磷、铁等营养成分，可保护心血管、降低胆固醇、补益五脏、养肝补血、泽肤养发、防癌抗癌。

食用宜忌

1.带鱼富含营养，适宜身体虚弱、头晕、腰酸者食用。

2.不要贪食带鱼，否则易伤脾肾，诱发旧病，尤其是患有脾肾疾病的患者应忌食。

推荐降脂食谱

清蒸带鱼

材料 带鱼段250克。

调料 葱丝、姜丝、香菜末、蒜片、料酒、盐、胡椒粉各适量。

做法

❶ 带鱼段洗净，装盘，撒上葱丝、姜丝、蒜片，加入适量水、料酒、盐拌匀。

❷ 蒸锅置火上，倒入适量清水烧开，放入带鱼段，用大火隔水蒸半小时，带鱼段出锅后撒上胡椒粉、香菜末即可。

烹饪一点通

带鱼蒸制的时间不宜过久，不然会失去鲜嫩的口感。

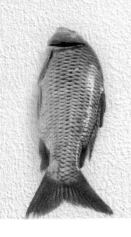

鲤鱼 降血脂并延缓血栓和动脉粥样硬化的形成

降脂关键词	多不饱和脂肪酸

热量	109 千卡	（每100克可食部提供）

鲤鱼肉中含有丰富的多不饱和脂肪酸，这种物质能够使血清总胆固醇、甘油三酯的浓度降低，使高密度脂蛋白胆固醇的水平提高，并能控制血小板聚集，延缓血栓和动脉粥样硬化的形成。

每天适宜吃多少

每天100克为宜。

烹调宜忌

1.烹调鲤鱼前宜将鲤鱼鱼腹两侧各有一条同细线一样的白筋抽去，抽去这条白筋，能减淡鲤鱼的腥味。

2.烹制鲤鱼不用放鸡精或味精调味，因为鲤鱼本身就味道鲜美。

食用宜忌

1.中医认为鲤鱼肉是发物，有慢性病者不宜食用。

2.鲤鱼与米醋同食利湿效果更好。因为鲤鱼有除湿的功效，米醋也有利湿的作用。

推荐降脂食谱

苦瓜鱼片汤

材料 苦瓜150克，鲤鱼肉50克。
调料 葱花、姜片、盐、植物油各适量。

做法

❶ 将鲤鱼肉清洗干净，切片；苦瓜洗净，纵剖两半，去瓤除籽，切片。

❷ 锅置火上，倒入植物油，待油温烧至七成热，炒香葱花和姜片，放入鱼肉片滑熟，下入苦瓜片翻炒均匀，加适量清水大火烧沸，转小火煮5分钟，用盐调味即可。

营养档案

性味归经
性平，味甘，归脾、肾、肺经。

营养功效
鲤鱼含有丰富的蛋白质、脂肪、多种氨基酸、多种维生素、蛋白酶，以及钙、磷、铁等营养成分。可清热解毒、补脾健胃、平肝补血、利水消肿、通乳。对各种水肿、浮肿、腹胀、少尿、黄疸、乳汁不通均有益。

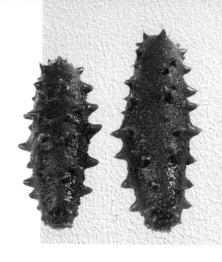

海参 调节血脂，降低血液黏稠度

降脂关键词	海参多糖

热量	**78 千卡**	（每100克可食部提供）

海参含有的海参多糖可以降低血黏度，同时降低血清总胆固醇和甘油三酯水平，进而调节血脂，降低血液黏稠度。

每天适宜吃多少

每天50~100克（水发海参）为宜。

烹调宜忌

烹调海参时不宜加醋，加了醋烹调出的海参不但吃起来口感、味道较差，而且由于海参所含有的胶原蛋白遭到了破坏，其营养价值降低。

食用宜忌

海参性滑利，脾胃虚弱、痰多、便溏者要忌食海参。

推荐降脂食谱

木耳海参虾仁汤

材料 水发黑木耳15克，水发海参、鲜虾仁各50克。

调料 香菜末、葱花、姜丝、盐、水淀粉、植物油各适量。

做法

❶ 水发黑木耳择洗干净，撕成小朵；水发海参去内脏，洗净，切丝；鲜虾仁洗净。

❷ 锅置火上，倒入植物油，待油温烧至七成热，炒香葱花和姜丝，放入木耳、海参丝和鲜虾仁翻炒均匀，加适量清水大火烧沸，转小火煮10分钟，用盐调味，水淀粉勾芡，撒上香菜末即可。

营 养 档 案

性味归经 ——————
性温，味甘、咸，归心、肾经。

营养功效 ——————
海参富含蛋白质、镁、铁、锌、钾、磷、硒等营养素。具有平抑高浓度血糖的作用。对乙肝病人乙肝病毒三阳转阴及恢复肝功能方面可起到较好的疗效。可抑制癌细胞生长和转移，还可用于治疗疮疡等疾病。

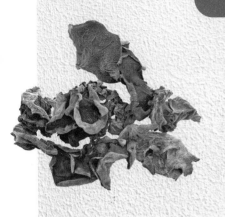

黑木耳 降脂减肥，防止动脉硬化

降脂关键词	膳食纤维、类核酸物质	
干木耳	热量	328 千卡
鲜木耳	热量	32 千卡

（每100克可食部提供）

黑木耳含有的膳食纤维能促进胃肠蠕动，减少人体对食物中脂肪的吸收，可去脂减肥；其含有的类核酸物质可降低血液中胆固醇和甘油三酯的含量，防止动脉硬化。

每天适宜吃多少

每天50~70克（水发黑木耳）为宜。

烹调宜忌

干木耳烹调前宜用温水泡发，泡发后仍然紧缩在一起的部分不宜吃。

营养档案

性味归经
味甘，性平，归胃、大肠经。

营养功效
黑木耳含有人体所必需的蛋白质、维生素、矿物质等营养成分。黑木耳可抑制血小板凝集、降低血液中胆固醇的含量，对冠心病、动脉硬化、脑心血管病颇为有益。

食用宜忌

1.发霉及有腐败味的黑木耳严禁食用，以防中毒。

2.黑木耳以熟吃为宜，这样更有利于人体吸收、利用其所含有的黑木耳多糖，特别是消化功能相对较弱的老年朋友更应熟吃黑木耳。

推荐降脂食谱

木耳拌黄瓜

材料 水发黑木耳25克，黄瓜100克。

调料 陈醋、白糖、盐、鸡精、香油各适量。

做法

❶水发木耳择洗干净，放入沸水中焯透，捞出，凉凉，沥干水分，切丝；黄瓜洗净，去蒂，切丝。

❷取小碗，放入陈醋、白糖、盐、鸡精和香油搅拌均匀，制成调味汁。

❸取盘，放入黄瓜丝和木耳丝，淋入调味汁拌匀即可。

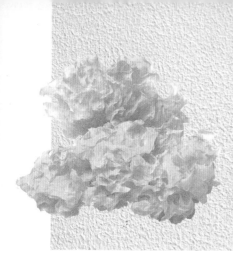

银耳 清除血清中多余的胆固醇

降脂关键词	镁

热量	200 千卡	（每100克可食部提供）

银耳中镁的含量较高，常食对清除血清中多余胆固醇可起到较好的作用。银耳还有抗血小板凝集和降低血凝的作用，可以防止血栓形成，对延缓中老年人动脉硬化的发生较为有益。

每天适宜吃多少

每天15克（水发银耳）为宜。

营养档案

性味归经
性平，味甘，归肺、胃、肾经。

营养功效
银耳含有丰富的胶质、多种维生素、矿物质、氨基酸，具有强精补肾、滋阴润肺、养胃生津、补气和血、补脑提神、美容嫩肤、延年益寿的功效。银耳含有酸性异多糖，可提高人体免疫功能，增强机体巨噬细胞的吞噬功能，抑制癌细胞生长。

烹调宜忌

银耳泡发后应去掉未发开的部分，特别是那些呈淡黄色的东西。

食用宜忌

风寒咳嗽或湿热生痰者最好不要食用冰糖银耳，以免加重病情。

推荐降脂食谱

银耳拌芹菜

材料 干银耳5克，芹菜250克。

调料 蒜末、盐、鸡精各适量，香油3克。

做法

❶ 干银耳泡发，择洗干净，入沸水中焯透，撕成小片；芹菜择洗干净，切段，放入沸水中烫熟。

❷ 取盘，放入银耳和芹菜段，加入蒜末、盐、鸡精和香油拌匀即可。

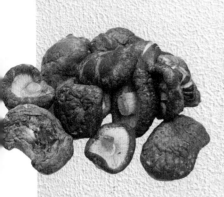

香菇 抑制体内胆固醇上升

降脂关键词	核酸类物质、香菇素
热量	19 千卡 （每100克可食部提供）

香菇含有的核酸类物质和香菇素，可抑制体内胆固醇升高，起到降低胆固醇、降血脂的作用，还可预防动脉硬化等高脂血症并发症。

每天适宜吃多少

每天50~100克（鲜品）为宜。

烹调宜忌

香菇宜与豆腐一起烹调，有利于食欲不振、脾胃虚弱者更好地吸收营养。煲汤适合用干香菇，可使汤的味道更香醇。

营 养 档 案

性味归经
性平，味甘，归胃经。

营养功效
香菇含有30多种酶和18种氨基酸，有补气益胃、降压、降脂、降胆固醇及抗癌的功效，还可调节人体新陈代谢、帮助消化、消除胆结石、防治佝偻病。

食用宜忌

1.香菇与冬瓜搭配烹调，尤为适合久病气虚、年老体弱者食用。

2.香菇比较适宜体质虚弱、久病气虚、气短乏力、饮食不香、尿频者食用。

推荐降脂食谱

香菇芹菜

材料 鲜香菇、芹菜各150克。

调料 葱花、蒜末、盐、鸡精、植物油各适量。

做法

❶ 鲜香菇去柄，洗净，入沸水中焯透，捞出，切丝；芹菜择洗干净，入沸水中焯透，捞出，沥干水分，切段。

❷ 炒锅置火上，倒入适量植物油，待油温烧至七成热，放入葱花炒香，倒入芹菜段和香菇丝翻炒3分钟，放入适量盐、蒜末翻炒均匀，最后用鸡精调味即可。

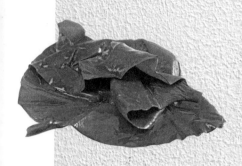

海带 促进胆固醇的排泄，控制胆固醇的吸收

降脂关键词	不饱和脂肪酸、昆布素、褐藻酸、钙

热量	12 千卡	（每100克可食部提供）

海带含有大量的不饱和脂肪酸，能清除附着在血管壁上的过多胆固醇；海带中含有的昆布素等多糖类有清除血脂的作用；海带中的褐藻酸，能促进胆固醇的排泄，控制胆固醇的吸收；海带中的钙可降低人体对胆固醇的吸收。

每天适宜吃多少

每天30~50克（水发海带）为宜。

烹调宜忌

用淘米水泡发海带，既易泡发又易清洗，烧煮时也易酥软；也可在煮海带时加少许食用碱，但不可过多，煮的时间也不可过长。

食用宜忌

患有甲亢的病人不要吃海带，因海带中碘的含量较高，会加重病情。

推荐降脂食谱

海带拌豆腐丝

材料 水发海带50克，豆腐丝100克。
调料 盐、鸡精、蒜末、香油各适量。
做法

❶•水发海带洗净，煮熟，切丝；豆腐丝洗净，切成10厘米左右的段，放入沸水中焯透，捞出，凉凉，沥干水分。

❷•取盘，放入海带丝和豆腐丝，加盐、鸡精、蒜末和香油拌匀即可。

烹饪一点通

1.用散装豆腐丝做凉拌菜，应焯水后再烹调，这样可去除豆腐丝上的细菌。
2.质量好的豆腐丝呈淡黄色，柔软而富有弹性。

营养档案

性味归经 ————
性寒，味咸，归肝、肾经。

营养功效 ————
海带富含碘、钙、铁、胡萝卜素和纤维素、褐藻酸等，有软坚化痰、清热利水的功效。常吃海带可使血液中胆固醇含量降低，对血管硬化、冠心病、高血压等有一定预防和辅助调养的功效。

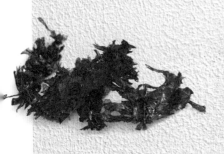

紫菜 降低有害胆固醇，抑制胆固醇吸收

降脂关键词	牛磺酸、镁

热量	**207 千卡**	（每100克可食部提供）

紫菜含有的牛磺酸可降低血清中的低密度脂蛋白胆固醇。紫菜中镁的含量较多，其所含有的镁可显著降低血清胆固醇的含量。常吃紫菜可抑制人体对胆固醇的吸收，且有助于人体对脂类物质的排泄。

每天适宜吃多少

每天5~15克（干品）为宜。

烹调宜忌

紫菜的味道鲜美，加入紫菜烹调的菜肴在调味时可少放一些鸡精或味精。

营养档案

性味归经 ————
性寒，味甘、咸，归肺经。

营养功效 ————
紫菜富含碘，可有效防止甲状腺肿大；还富含钙、铁、胆碱，能够增强记忆，促进牙齿和骨骼的健康生长；紫菜中的甘露醇对水肿有较好的疗效；紫菜中含有丰富的牛磺酸，可以保护心脏，促进神经系统发育，有防止动脉硬化的功效。

食用宜忌

胃肠消化功能不好的人应少食紫菜；腹痛、便溏者不宜食用紫菜。

推荐降脂食谱

紫菜鱼丸汤

材料 干紫菜5克，鱼丸50克，小白菜100克。

调料 葱花、姜末、盐、味精、植物油各适量。

做法

❶ 干紫菜撕成小片；小白菜择洗干净，沥干水分。

❷ 炒锅置火上，倒入植物油，待油温烧至七成热，放入葱花和姜末炒香，然后放入鱼丸翻炒均匀，淋入适量清水大火烧沸，转小火煮至鱼丸熟透。

❸ 下入小白菜煮3分钟，至小白菜熟烂，加干紫菜搅匀，用盐和味精调味即可。

烹饪一点通

鱼丸应煮熟、煮透，不然会有腥味。

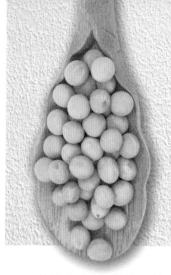

黄豆 有效降低血脂，减轻和预防动脉硬化

降脂关键词	不饱和脂肪酸、维生素E、卵磷脂、皂苷

热量	359 千卡	（每100克可食部提供）

黄豆含有丰富的不饱和脂肪酸、维生素E和卵磷脂，三者均可降低血中的总胆固醇、低密度脂蛋白胆固醇及甘油三酯水平，而不影响高密度脂蛋白胆固醇水平，尤为重要的是，黄豆还含有丰富的皂苷，不仅能有效降低血脂，还具有减轻和预防动脉硬化的作用。

每天适宜吃多少

每天50克为宜（湿豆）。

营 养 档 案

性味归经
性平，味甘，归脾、大肠经。

营养功效
黄豆富含蛋白质、碳水化合物、脂肪、钙、磷、铁、B族维生素、维生素E、异黄酮等，可增强人体免疫力，还含有一种蛋白酶，可抑制皮肤癌、膀胱癌，尤其对女性乳腺癌的抑制更为明显。经常食用黄豆或黄豆制成的食物，可预防动脉粥样硬化、促进心血管健康。

烹调宜忌

黄豆宜烹调熟后再食用，因为生黄豆含有不利健康的抗胰蛋白酶和凝血酶。

食用宜忌

黄豆中的大豆纤维可以加快食物通过肠道的时间，适合减肥者食用。

推荐降脂食谱

黄豆拌黄瓜丁

材料 干黄豆10克，黄瓜200克。
调料 盐、味精、香油各适量。
做法
❶ 干黄豆用冷水浸泡8～12小时，洗净，煮熟；黄瓜洗净，去蒂，切丁。
❷ 取盘，放入熟黄豆粒和黄瓜丁，加盐、味精和香油拌匀即可。

（烹饪一点通）
黄瓜宜选购粗细均匀的，太粗的容易有籽，太细的还没有长成熟，味道不好且容易有苦味。

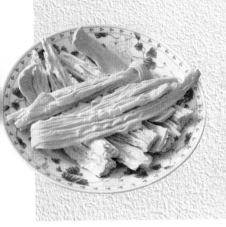

腐竹 可除掉附着在血管壁上的胆固醇

降脂关键词	类黄酮、卵磷脂、皂苷类物质、膳食纤维

热量	459 千卡	（每100克可食部提供）

腐竹含有的类黄酮具有降低血清低密度脂蛋白胆固醇及总胆固醇的作用。腐竹中的卵磷脂可除掉附着在血管壁上的胆固醇。腐竹中的皂苷类物质可降低机体对脂肪的吸收，促进脂肪代谢；腐竹中含有的膳食纤维，既可通便，又可降低血液中的胆固醇含量。

每天适宜吃多少

每天50~100克（非干品）为宜。

烹调宜忌

1.干腐竹宜用温水浸泡。如果用热水，泡发出的腐竹外软里硬；如果用冷水，泡发的速度又太慢。

2.鲜腐竹焯水和煮汤的时间不宜过久，不然腐竹会被煮化。

食用宜忌

肾脏病人、缺铁性贫血病人不宜常吃腐竹。此外，腐竹含嘌呤较多，代谢失常的痛风病人和血尿酸浓度增高的人不宜吃。

推荐降脂食谱

腐竹炒鲜蘑

材料 鲜腐竹50克，鲜蘑菇100克。

调料 葱花、蒜末、盐、鸡精、植物油各适量。

做法

❶ 鲜腐竹洗净，切段；鲜蘑菇去根，洗净，撕成小块，放入沸水中焯透，捞出，沥干水分。

❷ 炒锅置火上，倒入植物油，待油温烧至七成热，炒香葱花，放入腐竹段和鲜蘑菇翻炒3分钟，用盐、蒜末和鸡精调味即可。

营养档案

性味归经
性寒，味甘，归脾、胃、大肠经。

营养功效
腐竹含有蛋白质、钙和维生素，含有多种人体必需的氨基酸和不饱和脂肪酸、卵磷脂等，常吃腐竹可以保护肝脏，促进机体代谢，增强免疫力，并且可起到解毒作用。具有益气、补虚等多方面的功效。

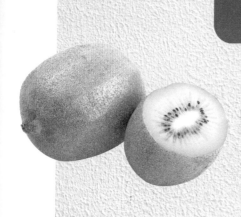

猕猴桃
加快脂肪的分解速度，避免体内积聚过多的脂肪

降脂关键词	维生素C、膳食纤维

热量	56 千卡	（每100克可食部提供）

猕猴桃富含的维生素C可明显降低血清总胆固醇及甘油三酯；猕猴桃膳食纤维的含量较为丰富，可加快脂肪的分解速度，避免体内积聚过多的脂肪。

每天适宜吃多少

每天100~200克（2~3个）为宜。

营养档案

性味归经
性寒，味甘、酸，归肾、胃经。

营养功效
猕猴桃富含蛋白质、维生素C、氨基酸等多种有机物和人体所必需的多种矿物质，具有乌发美容、稳定情绪、帮助消化、解毒护肝、促进排便、增强免疫力、预防白内障、防治心血管疾病及防癌、抗癌等功效。

食用宜忌

食用猕猴桃后不宜马上喝牛奶，因为猕猴桃中维生素C含量较高，易与牛奶中的蛋白质凝结成块，不但影响消化吸收，而且会使人出现腹痛、腹胀、腹泻等症状。

推荐降脂食谱

猕猴桃肉丝

材料 猕猴桃、瘦猪肉各100克。

调料 葱花、料酒、蛋清、水淀粉、盐、鸡精、植物油各适量。

做法

❶ 猕猴桃洗净，去皮，切片；瘦猪肉洗净，切丝，用料酒、蛋清和水淀粉抓匀，腌渍15分钟。

❷ 炒锅置火上，倒入植物油，待油温烧至七成热，炒香葱花，放入猪肉丝煸熟，放入猕猴桃翻炒1分钟，用盐和鸡精调味即可。

（烹饪一点通）

冻猪肉长时间放在冷冻柜中仍然会慢慢变质，买回家的冻肉最好在一周时间内吃完。

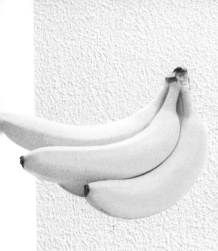

香蕉 使肠道对脂肪的吸收率下降

降脂关键词	膳食纤维

热量	**91 千卡**	（每100克可食部提供）

香蕉含有的膳食纤维可以吸附胆碱（调节脂肪代谢），使肠道对脂肪的吸收率下降，进而降低血脂。

每天适宜吃多少

每天1~2根（75~150克）为宜。

食用宜忌

1. 容易抑郁的人适宜常吃些香蕉，因为香蕉所含有的 5- 羟色胺能缓解忧郁，减轻心理压力，增加愉快感。

2. 肾炎患者忌吃香蕉。因为香蕉富含钾和镁，肾炎病人因为肾脏的排滤功能差，吃香蕉会使血液中的钾、镁比例失调而加重病情。

营养档案

性味归经
性寒，味甘，归肺、大肠经。

营养功效
香蕉含碳水化合物、蛋白质、脂肪、矿物质、维生素A、B族维生素、维生素C、维生素E等。香蕉有清热、润肠、解毒的功效。可用于牙痛、便秘、热病烦渴、咽喉干痛、肺热喘咳、疮痈、高血压、动脉硬化、冠心病等病症的调养。香蕉皮水煎可解酒。

推荐降脂食谱

香蕉西米羹

材料 香蕉200克，西米50克，豌豆粒25克。

调料 枸杞、冰糖各适量。

做法

❶ 西米淘洗干净，用清水浸泡4小时；香蕉去皮，切丁；豌豆粒洗净；枸杞洗净，用清水泡软。

❷ 锅置火上，倒入适量清水煮沸，下入西米，用小火煮至无白心，加入豌豆、枸杞烧开，撇去浮沫，放入香蕉丁搅匀，加冰糖熬至溶化即可。

（烹饪一点通）

西米放入沸水后要用汤勺不停地搅拌，否则会糊底。一定要小火慢煮，煮至西米几乎全部变成透明的。

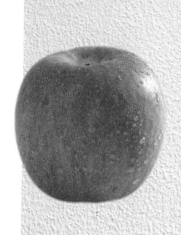

苹果 降胆固醇，减少血栓形成

降脂关键词	苹果酸、果胶、类黄酮

热量	52 千卡	（每100克可食部提供）

苹果含有的苹果酸和果胶在肠道中能与胆酸结合，阻止胆酸被重新吸收进入血液，使血液中的胆酸含量减少，胆固醇向胆酸的转化增加，从而降低胆固醇含量。苹果所含有的类黄酮可降低血液黏稠度，减少血栓形成。

每天适宜吃多少

每天1~2个（100~200克）为宜。

营养档案

性味归经
性凉，味甘、酸，归脾、肺经。

营养功效
苹果含有多酚及黄酮类天然化学抗氧化物质，可以减少肺癌的发病风险，预防铅中毒；苹果特有的香味可缓解压力过大造成的不良情绪，还具有提神醒脑的功效；苹果富含膳食纤维，可促进肠胃蠕动，协助人体排出体内的废物。

食用宜忌

1.苹果忌与水产品同食，会导致便秘。

2.饭后不要马上吃苹果，因为这样不但不利于消化，还容易造成胀气。

3.苹果与洋葱和茶叶同食可保护心脏，减少心脏病的发病率。

推荐降脂食谱

苹果麦片粥

材料 燕麦片50克，苹果1个。
调料 蜂蜜适量。
做法
❶ 苹果洗净，去皮切丁。
❷ 锅置火上，加水适量，倒入燕麦片用大火煮沸后，放入苹果丁用小火熬煮至黏稠，加蜂蜜调味即可。

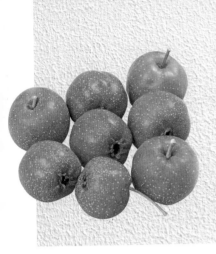

山楂 具有明显的降脂作用

降脂关键词	三萜类成分、黄酮类成分、维生素C

热量	95 千卡	（每100克可食部提供）

山楂所含有的三萜类和黄酮类成分可降低血清胆固醇。其所含有的维生素C具有减肥、降脂的功效。山楂的多种制剂都具有明显的降脂作用，对血清胆固醇和甘油三酯的增高都有较好的疗效，是降脂复方中最常用的材料之一。

每天适宜吃多少

每天3~4个（20~25克）为宜。

营养档案

性味归经
性微温，味酸、甘，归脾、胃、肝经。

营养功效
山楂含有酒石酸、柠檬酸、山楂酸、酶类、糖类、维生素C、蛋白质及脂肪等。具有开胃消食、防治心血管疾病、治疗腹痛和腹泻、提高免疫力和抗癌的功效。还可用于食积腹胀、肥胖、脂肪肝、胆囊炎、冠心病、便秘、妇女闭经或量少、高血压、高脂血症等病症的辅助调养。

烹调宜忌

烹调时用到山楂，如果觉得山楂味酸，可以把山楂去核后放入淡盐水中浸泡5分钟，其酸味就会减淡很多。

食用宜忌

食用山楂后要注意及时漱口刷牙，以防伤害牙齿。

推荐降脂食谱

山楂粥

材料 鲜山楂6粒，圆糯米100克。
调料 红糖适量。
做法
❶ 鲜山楂洗净，去蒂除核，切成两半；圆糯米淘洗干净，用清水浸泡2小时。
❷ 锅置火上，放入圆糯米，加适量清水大火烧沸，转小火煮至米粒八成熟，倒入山楂熬煮至米粒熟透的稠粥，用红糖调味即可。

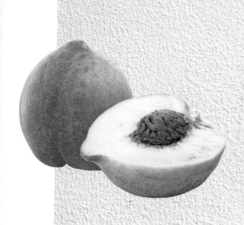

桃子 将血液中的胆固醇控制在较为理想的水平

降脂关键词	肌醇、膳食纤维

热量	**48 千卡**	（每100克可食部提供）

桃子含有的肌醇可促进人体多余脂肪的排出，具有减肥、降脂的功效。桃子含有的膳食纤维可加快多余胆固醇的排泄速度，可将血液中的胆固醇控制在较为理想的水平。

每天适宜吃多少

每天1个（100~150克）为宜。

食用宜忌

1.桃在食用前宜将桃毛洗净，以免刺激皮肤，引起皮疹，或吸入呼吸道内，引起咽喉刺痒及咳嗽等症。

2.内热偏盛、易生疮疖的人不宜常吃桃。

3.桃不宜与白术同食，两者同食易导致身体不舒服。

推荐降脂食谱

银耳水果绿豆粥

材料 绿豆50克，干银耳5克，西瓜、蜜桃各25克。

调料 冰糖适量。

做法

❶ 绿豆洗净，用冷水浸泡3小时；银耳用冷水浸泡回软，洗净；西瓜去皮及籽，切块；蜜桃去核，切瓣。

❷ 将绿豆放入锅中，加水适量，用大火煮沸，转小火煮40分钟，下入银耳及冰糖，搅匀，煮约20分钟。

❸ 待粥熟后，加入西瓜块和蜜桃瓣煮3分钟停火，让粥自然冷却后食用。

营养档案

性味归经
性温，味甘、酸，归胃、大肠经。

营养功效
桃富含蛋白质、维生素B$_2$、维生素C、胡萝卜素、烟酸及钙、磷、铁等营养成分，还含有挥发油、苹果酸、有机酸、柠檬酸等。具有止咳平喘、护肝利胆、利尿消肿、抗血凝、防治贫血及防癌、抗癌的功效。

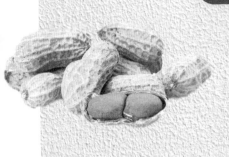

花生 避免胆固醇在体内沉积，减弱高胆固醇的致病作用

降脂关键词	卵磷脂、不饱和脂肪酸、胆碱
热量	298 千卡 （每100克可食部提供）

花生含有的卵磷脂、不饱和脂肪酸、胆碱可使人体内的胆固醇分解为胆汁酸排出体外，避免胆固醇在体内沉积，减弱高胆固醇的致病作用，防治动脉硬化和冠心病。

每天适宜吃多少

每天40~80克为宜。

烹调宜忌

1.花生炒熟或油炸后性燥热，不宜多食。

2.花生宜煮汤食用，具有利尿、通乳、润肺的功效。

食用宜忌

花生含油脂多，消化时需要消耗大量胆汁，所以胆病患者不宜食用。

营养档案

性味归经
性平，味甘，归肺、脾经。

营养功效
花生富含蛋白质、脂肪、维生素B_1、维生素B_2、维生素E、泛酸、烟酸、生物素、卵磷脂及矿物质等营养成分，具有增强记忆、止血、润肺消肿、降低胆固醇、抗老化、防治肿瘤、预防糖尿病等功效。

推荐降脂食谱

花生菠菜

材料 菠菜250克，花生仁50克。

调料 盐、鸡精、植物油、香油各适量。

做法

❶ 菠菜择洗干净，切段，放入沸水中焯30秒，捞出，凉凉，沥干水分；花生仁挑去杂质。

❷ 炒锅置火上，倒入适量植物油，待油温烧至五成热，放入花生仁炒熟，盛出，凉凉，去皮。

❸ 取盘，放入菠菜段，用盐、鸡精和香油拌匀，撒上花生即可。

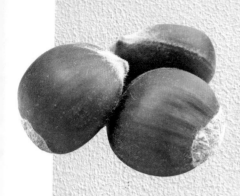

栗子 降低总胆固醇和低密度脂蛋白胆固醇

降脂关键词	不饱和脂肪酸

热量	185 千卡	（每100克可食部提供）

栗子中含有的不饱和脂肪酸可以有效降低血清总胆固醇和低密度脂蛋白胆固醇；而且食用栗子还不会降低对人体有益的高密度脂蛋白胆固醇的含量，不易造成体重的增加。

每天适宜吃多少

每天10个（约50克）为宜。

烹调宜忌

栗子宜与大米一同熬煮成粥，不但能增进食欲，而且可健脾强胃。

营养档案

性味归经
味甘，性温，归脾、胃、肾经。

营养功效
栗子含有蛋白质、不饱和脂肪酸、B族维生素和多种矿物质，可预防骨质疏松、高血压、冠心病等疾病，具有抗衰老、延年益寿的功效。栗子能活血止血、补肾强筋、补脾健胃。栗子对人体的滋补功效可以与当归、人参媲美。

食用宜忌

栗子一次不宜吃得过多，不然会出现胃脘饱胀的不适感。

推荐降脂食谱

栗子丝瓜

材料 丝瓜200克，栗子50克。
调料 葱花、盐、水淀粉、鸡精、植物油各适量。

做法

❶ 丝瓜刮净绿皮，洗净，切滚刀块；栗子洗净，煮熟，取肉。

❷ 炒锅置火上，倒入植物油，待油温烧至七成热，炒香葱花，放入丝瓜和栗子肉翻炒均匀，加适量清水，盖上锅盖焖3分钟，用盐和鸡精调味，水淀粉勾芡即可。

（烹饪一点通）

勾芡时水淀粉不宜放得过多，以免勾芡太厚，影响成菜的色泽和口感。

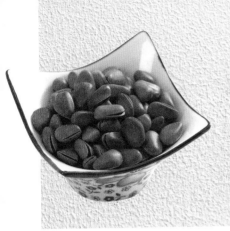

松子 降低血脂，预防心血管疾病

降脂关键词	不饱和脂肪酸
热量	698 千卡 （每100克可食部提供）

松子仁中富含不饱和脂肪酸，如亚油酸、亚麻酸等，可降低血脂，预防心血管疾病。

每天适宜吃多少

每天20克为宜。

烹调宜忌

松子以炒食、煮食为好。

营养档案

性味归经 ————
性温，味甘，归肝、肺、大肠经。

营养功效 ————
松子含脂肪、蛋白质、挥发油、维生素E、磷、锰等营养素，具有养阴润肺、润肠通便、抗肿瘤、增强免疫力、抗感染、健脑益智、补益脏腑、滋润肌肤的功效。可用于肺燥咳嗽、老年性便秘、肿瘤患者的辅助调养。

食用宜忌

1.松子仁富含油脂，胆功能严重不良者应慎食；大便稀者忌食。

2.存放时间长的松子会产生哈喇味，表明其所含有的油脂已经氧化变质，不宜食用。

推荐降脂食谱

松子仁核桃紫米粥

材料 紫米100克，松子仁10克，核桃仁10克。

调料 冰糖适量。

做法

❶·紫米淘洗干净，用水浸泡约3小时；核桃仁洗净掰碎。

❷·锅置火上，放入清水与紫米，大火煮沸后改小火煮至粥稠，加入核桃仁碎、松子仁与冰糖，小火熬煮约20分钟至材料熟烂即可。

烹饪一点通

优质紫米有光泽，米粒大小均匀，碎米很少，无虫，不含杂质。

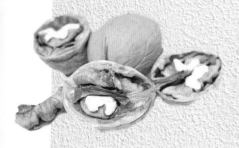

核桃 降低胆固醇，防治动脉硬化

降脂关键词	不饱和脂肪酸

热量	627 千卡	（每100克可食部提供）

核桃仁含有不饱和脂肪酸，可减少肠道对胆固醇的吸收，具有降低胆固醇、防治动脉硬化的作用。

每天适宜吃多少

每天20克为宜。

食用宜忌

1.核桃不宜一次吃得过多，因其含有较多油脂，吃多了会影响消化，易致腹泻。

2.易上火、腹泻的人不宜吃核桃，因为核桃火气大，含油脂多，会加重症状。

营养档案

性味归经
性温，味甘，归肾、肺、大肠经。

营养功效
核桃富含脂肪、蛋白质、胡萝卜素、维生素B_2、维生素B_6、维生素E、胡桃叶醌、磷脂及钙、铁等营养物质。具有强身健体、润泽肌肤、乌发、保护肝脏、消炎杀菌、防癌抗癌的功效。还能滋养脑细胞，增强脑功能。

推荐降脂食谱

核桃鸡丁

材料 鸡胸肉200克，核桃仁30克，西蓝花100克。

调料 酒10克，枸杞子10克，盐3克。

做法

❶ 鸡胸肉去皮，洗净，切丁，加少许料酒、盐，拌匀后腌15分钟左右；核桃仁烤热，放凉待用；西蓝花洗净，切小朵，用开水焯烫备用。

❷ 炒锅置火上，倒入植物油烧热，下腌渍后的鸡胸肉炒至变色，放入核桃仁、西蓝花、枸杞子，加盐炒匀即可。

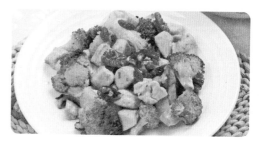

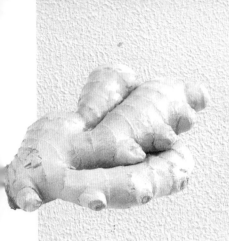

生姜 起到与治疗性药物类似的降脂效果

降脂关键词 | 姜黄素

| 热量 | 41 千卡 | （每100克可食部提供） |

生姜含有的姜黄素可降低血清总胆固醇水平，促进胆囊对胆固醇的排泄和抑制脂肪酸合成。血脂高的人常吃些姜可收到与治疗性药物类似的降脂效果。

每天适宜吃多少

每天10克为宜。

烹调宜忌

烂姜、冻姜不宜入菜烹调，因为姜变质后会产生致癌物，食用这样的姜对身体健康不利。

营养档案

性味归经
性微温，味辛，归脾、胃、肺经。

营养功效
生姜含有挥发油、姜黄素及糖类、多种维生素等，具有活血、解毒、除湿散寒、健胃止呕、保肝利胆等功效。民谚称"家备小姜，小病不慌"，还有"冬吃萝卜夏吃姜，不劳医生开药方"的说法。

食用宜忌

1.患热性病的病人忌食生姜，以免加重病情。

2.吃姜一次不宜过多，以免吸收大量黄樟素，在经肾脏排泄过程中刺激肾脏，并产生口干、咽痛、便秘等上火症状。

推荐降脂食谱

生姜炖羊肉

材料 羊肉150克，生姜10克，草菇25克，干竹笋5克。

调料 香菜末、盐、味精、胡椒粉、香油各适量。

做法

❶ 羊肉去净筋膜，洗净，切成滚刀块，放入水中焯烫去血水；生姜洗净，切块；草菇去蒂，洗净；干竹笋用清水泡发，洗净。

❷ 锅置火上，倒入适量清水和泡发竹笋的水，放入羊肉、生姜、草菇、竹笋大火烧开，转小火炖50分钟至羊肉软烂，用盐、味精和胡椒粉调味，淋入香油，撒上香菜末即可。

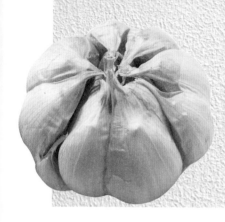

大蒜 降低血液黏稠度，预防中风

降脂关键词	大蒜素、含硫化合物
热量	126 千卡 （每100克可食部提供）

大蒜所含的大蒜素可降低血液中低密度脂蛋白胆固醇的含量。从大蒜中提取的含硫化合物，具有较强的抗血小板聚集的作用，可降低血液黏稠度，预防中风的发生。

每天适宜吃多少

生蒜2～3瓣（6～8克），熟蒜3～4瓣（8～10克）。

营养档案

性味归经
性温，味辛，归脾、胃、肺经。

营养功效
大蒜含有蛋白质、脂肪、碳水化合物、膳食纤维、矿物质、维生素、挥发油、大蒜素等。对大肠杆菌、金黄色葡萄球菌、枯草杆菌有较强的抑制作用；对伤寒、霍乱、白喉、结核等细菌亦有抑制作用；有抗氧化作用，能清除自由基，降低血脂，抗血小板聚集，预防血栓形成。

烹调宜忌

大蒜素怕热，遇热后很快分解，其杀菌作用降低。

食用宜忌

1.过量食用大蒜会影响视力。

2.有肝病的人不宜过量食用大蒜，不然可造成肝功能损伤或障碍。

推荐降脂食谱

大蒜煨鸡块

材料 净仔鸡1只（约500克），大蒜50克。

调料 葱末、姜末、大料、盐、植物油各适量。

做法

❶ 仔鸡去头和爪，洗净，剁块，放入沸水中焯去血水，捞出，沥干水分；大蒜去皮，洗净，用刀拍松。

❷ 炒锅置火上，倒入植物油，待油温烧至七成热，炒香葱末、姜末、大料、拍松的蒜，放入鸡肉块翻炒均匀，加适量清水煮至鸡肉块熟透，用盐调味即可。

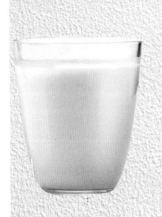

脱脂牛奶 抑制胆固醇合成酶的活性，减少胆固醇

降脂关键词	钙、乳清酸

热量	33 千卡	（每100克可食部提供）

脱脂牛奶含钙质和乳清酸，既可抑制胆固醇沉积于动脉血管壁，又可抑制人体内胆固醇合成酶的活性，从而减少胆固醇的产生。

每天适宜吃多少

每天200～250克为宜。

食用宜忌

1.喝牛奶时宜小口慢慢饮用，并吃些饼干、面包等面食，这样可延长牛奶在胃中停留的时间，有利于营养的消化吸收。

2.不宜过量摄入牛奶，因为牛奶中所含的磷会影响人体对铁的吸收。

烹调宜忌

烹调宜忌做汤时加些牛奶能使汤变得白而浓稠，口感更佳。

推荐降脂食谱

牛奶浸白菜

材料 脱脂牛奶、大白菜心各250克。
调料 香油、盐、鸡精各适量。
做法

❶·大白菜心洗净，放入沸水中焯透，捞出，沥干水分。

❷·汤锅置火上，加脱脂牛奶烧沸，放入焯好的白菜心，用盐和鸡精调味，淋入适量香油即可。

（烹饪一点通）

烹调这道菜最好选择纯牛奶，不宜用草莓奶等风味牛奶，以免影响成菜的口味。

营养档案

性味归经 ————
性平，味甘，归心、脾、肺、胃经。

营养功效 ————
脱脂牛奶富含蛋白质及钙、磷、铁等多种营养成分且几乎不含脂肪。具有促进生长发育、松弛神经、提神醒脑、明目、助消化、滋润肺胃、促进伤口愈合、美容护肤的功效。

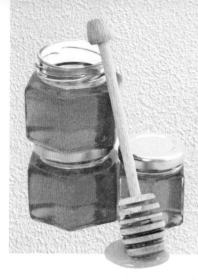

蜂蜜 降低胆固醇，提高高密度脂蛋白水平

降脂关键词	维生素、矿物质

热量	321 千卡	（每100克可食部提供）

蜂蜜含有的多种维生素和矿物质有助于扩张冠状动脉，使血液循环通畅，并可降低胆固醇，提高血液中高密度脂蛋白水平，有利于预防和治疗高血脂。如果将一些有预防和治疗高脂血症功效的食物、中药与蜂蜜配成食疗方，可起到更明显的降脂功效。

每天适宜吃多少

每天20克为宜。

营养档案

性味归经 ————————
性平，味甘，归肺、脾、大肠经。

营养功效 ————————
蜂蜜含有果糖、葡萄糖、麦芽糖、蔗糖及蛋白质、维生素、矿物质、有机酸、酶类等营养成分。蜂蜜对肝脏有保护作用，可促使肝细胞再生，对脂肪肝有一定的抑制作用。

食用宜忌

1.食用蜂蜜时用温开水冲服即可，不能用沸水冲，更不宜煎煮。

2.蜂蜜比较适合老人、便秘患者、高血压患者、支气管哮喘患者食用。

推荐降脂食谱

蜜汁豆干

材料 五香豆腐干400克。
调料 植物油、冰糖、蜂蜜各适量。
做法

❶ 五香豆腐干洗净，切斜块。

❷ 锅置火上，倒入植物油，待油温烧至五成热，放入冰糖和蜂蜜熬成蜜糖汁。

❸ 倒入五香豆腐干翻炒均匀，倒入适量清水，中火煮开转小火收干汤汁即可。

普洱茶 增强身体燃烧脂肪的能力

降脂关键词	茶多酚、茶碱

热量	295 千卡

（每100克可食部提供）

普洱茶含有的茶多酚和茶碱可增强身体燃烧脂肪的能力，更有效地协助脂肪的分解和消化，在降低血脂方面可起到一定的作用。

每天适宜吃多少

每天10~15克为宜。

食用宜忌

宜用陶壶或紫砂壶冲泡普洱茶，可以较好地保存普洱茶的味道及功效，在饮用时不宜用人参或西洋参进补，不然会降低人参和西洋参的进补功效。

营养档案

性味归经
性温，味苦，归心、肺、胃经。

营养功效
普洱茶含有维生素E、茶多酚、茶碱、氨基酸等营养成分。具有健齿养胃、美容减肥、抗衰老和保护肝脏的功效。普洱茶还含有多种抗癌的微量元素，对癌细胞有较强杀伤力。

大豆油 降低血脂，预防心血管疾病

降脂关键词	亚油酸

热量	899 千卡

（每100克可食部提供）

大豆油含有丰富的亚油酸等不饱和脂肪酸，具有降低血脂和血胆固醇的作用，可以预防心血管疾病。

每天适宜吃多少

每天25克为宜。

烹调宜忌

大豆油含磷脂较多，用鱼肉或肉骨头熬汤时，加入适量大豆油可使汤色奶白。

营养档案

性味归经
性热，味甘，归大肠经。

营养功效
大豆油富含亚油酸、维生素E、维生素D及卵磷脂、豆磷脂等营养成分。大豆油中的亚油酸能够在一定程度上预防乳腺癌、结肠癌、直肠癌等多种癌症。其所含有的豆类磷脂，有益于神经、血管、大脑的发育生长。

花生油 降低有害胆固醇，却不降低有益胆固醇

降脂关键词	油酸

热量	899 千卡

（每100克可食部提供）

花生油所含有的油酸可降低血清总胆固醇和低密度脂蛋白胆固醇，却不降低高密度脂蛋白胆固醇。花生油可使人体内胆固醇分解为胆汁酸并排出体外，从而降低血液中胆固醇的含量。

每天适宜吃多少

每天25克为宜。

烹调宜忌

用花生油炒菜，在油加热后，先放盐，在油中爆炒约30秒，可除去花生油中可能存在的黄曲霉素。

营养档案

性味归经 —————
性平，味甘，归脾、肺、大肠经。

营养功效 —————
花生油含有甾醇、麦胚酚、磷脂、维生素E、胆碱等对人体有益的物质，可以防止皮肤皲裂老化，保护血管壁，防止血栓形成，有助于预防动脉硬化和冠心病。

菜籽油 通过阻断胆固醇升高来防止动脉阻塞

降脂关键词	维生素E

热量	899 千卡

（每100克可食部提供）

菜籽油中含有的维生素E通过阻止胆固醇升高来防止动脉阻塞，它是一种强大的反凝结物质，可帮助血液通畅地流过有脂肪斑块的血管，可预防心肌梗死、脑血栓等高脂血症并发症。

每天适宜吃多少

每天25克为宜。

食用宜忌

菜籽油中缺少亚油酸等人体所必需的脂肪酸，营养价值要略低于一般植物油，但如能在食用时与富含亚油酸的优良食用油搭配食用，可提升其营养价值。

营养档案

性味归经 —————
性温，味甘、辛，归大肠经。

营养功效 —————
菜籽油富含花生酸、油酸、芥酸、亚麻酸、维生素E、磷脂等营养成分。可调节血脂、血压、血糖。还具有抗疲劳、软化血管、利胆、改善记忆和睡眠、美容养颜等功效。

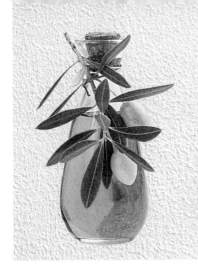

橄榄油 调节血脂，降低血液黏稠度

降脂关键词	单不饱和脂肪酸

热量	899 千卡	（每100克可食部提供）

橄榄油含有的单不饱和脂肪酸能调节血脂，降低血液黏稠度，预防动脉粥样硬化，防止血栓形成，减少心血管疾病的发生。

每天适宜吃多少

每天25克为宜。

烹调宜忌

橄榄油不太适合煎炸食物，因为高温会增加橄榄油的香味，掩盖住食物本身的味道。

营养档案

性味归经
性平，味甘、酸，归肺、胃经。

营养功效
橄榄油含有单不饱和脂肪酸、亚油酸、亚麻酸、维生素A、维生素E、维生素D、维生素K及酚类抗氧化物质，具有改善消化系统功能、促进血液循环、降低血压、预防癌症等功效。

食用宜忌

橄榄油因其中的果味易挥发，存放时忌与空气接触，忌高温和光照，且不宜久存。

推荐降糖食谱

牛肉比萨饼

材料	牛肉末50克，法国面包200克，红椒丝、青椒丝各10克。
调料	切达奶酪、盐、胡椒粉各适量，橄榄油5克。

做法

❶ 法国面包切成1厘米厚的圆片，送入烤箱烤脆。

❷ 不粘锅置火上，倒入橄榄油，待油烧至七成热，放入牛肉末、红椒丝和青椒丝炒香，用盐和胡椒粉调味，盛出，放在烤好的面包片上。

❸ 在每个面包片上放上切达奶酪，再次送入烤箱，烤至呈金黄色且切达奶酪熔化即可。

人参 通过抑制胰脂肪酶活性而降低血脂

降脂关键词	人参皂苷

人参含有的人参皂苷可以通过抑制胰脂肪酶活性起到降脂作用。

每天适宜吃多少

研成末，每天1～1.5克为宜；煎汤，每天3～10克为宜。

食用宜忌

1.避免连续食用及过量食用人参，否则易出现失眠、头痛、皮疹瘙痒、腹泻、水肿及血压升高等副作用。

2.食用人参时要去芦头，不然会导致呕吐。

营养档案

性味归经
性温，味甘、微苦，归脾、肺、心经。

营养功效
人参主要含有多种氨基酸、维生素B_1、维生素B_2、泛酸、烟酸、蛋白质合成促进因子及人参皂苷、人参醇等营养成分，具有调节神经系统功能、增强心肌功能、增强性功能、利尿、抑制癌症等功效。

决明子 抑制血清胆固醇的升高

降脂关键词	决明素、大黄酚

决明子含有的决明素、大黄酚可抑制血清胆固醇的升高，预防动脉粥样硬化斑块的形成。

每天适宜吃多少

每天10～15克为宜。

食用宜忌

1.气虚、脾虚、便溏者慎服决明子。

2.用于通便调养时，决明子不宜久煎。

营养档案

性味归经
性微寒，味甘、苦、咸，归肺、大肠经。

营养功效
决明子含有大黄酚、大黄素、决明素、橙黄决明素及维生素A等成分。具有清肝明目、润肠通便、抗菌、利尿、保肝、抗血小板凝聚的功效。可用于目赤肿痛、畏光多泪、头痛眩晕、目暗不明、高脂血症、原发性高血压等病症的辅助调养。

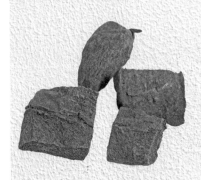

何首乌 降血脂及抗动脉硬化的作用较好

降脂关键词	蒽醌类衍生物

热量	324 千卡	（每100克可食部提供）

何首乌含有的蒽醌类衍生物能阻止肠内胆固醇吸收，阻止类脂质在血管内滞留或渗透到动脉内膜，延缓动脉粥样硬化形成，并具有纤维蛋白溶解活性，可使动脉粥样硬化患者减少血栓或微血栓的形成，其降血脂及抗动脉硬化的作用较好，可直接减少或避免心脑血管病变的发生。

每天适宜吃多少

每天10～30克为宜（水煎）。

营养档案

性味归经 ————
性温，味苦、甘、涩，归肝、心、肾经。

营养功效 ————
何首乌含有大黄酚、大黄素、大黄酸、大黄素甲醚、大黄酚蒽酮、卵磷脂等成分。具有养血益肝、高血脂、冠心病、高血压等病症的辅助调养。

用法宜忌

大便溏泄及有湿痰者应慎用何首乌。

食用宜忌

大便溏泄者、湿痰较重者及妊娠期妇女不宜服用。

推荐降糖食谱

首乌豆腐汤

材料　何首乌30克，豆腐100克，小白菜50克，红枣4枚。
调料　盐、鸡精、香油各适量。
做法
❶·何首乌洗去浮尘；豆腐洗净，切块；小白菜择洗干净；红枣洗净。
❷·砂锅置火上，放入何首乌、红枣和适量清水大火煮开，转小火煮45分钟，下入豆腐煮开，放入小白菜煮熟，加盐和鸡精调味，淋上香油，挑出何首乌即可。

地骨皮 稳定血脂，预防并发症

降脂关键词	β-谷甾醇、桂皮酸

地骨皮含有的β-谷甾醇、桂皮酸可降低血脂及血清胆固醇，并可保护血管、改善血管功能、抗凝血。是一味能稳定血脂、预防高脂血症并发症的中药材。

每天适宜吃多少

每天6~15克（水煎）。

食用宜忌

1.地骨皮忌用铁器煎煮，否则会降低其药效。

2.外感风寒发热及脾虚便溏者不宜服用地骨皮。

营养档案

性味归经 ——————
性寒，味甘，归肺、肾经。

营养功效 ——————
地骨皮含有甜菜碱、β-谷甾醇、红花酸、亚油酸、桂皮酸、多种酚类物质等成分。具有凉血退热、清肺降火的功效。可用于小儿疳积发热、盗汗、内热消渴、肺热喘咳、吐血、衄血、尿血等病症的辅助调养。

淮山药 预防心血管系统的脂肪沉积

降脂关键词	黏蛋白

淮山药所含有的黏蛋白可预防心血管系统的脂肪沉积，保持血管弹性，防止动脉硬化，还可减少皮下脂肪沉积。因此具有降脂、减肥的功效。

每天适宜吃多少

每天50~100克为宜。

食用宜忌

湿盛中满或有实邪、积滞者禁服淮山药。

营养档案

性味归经 ——————
性平，味甘，归肺、脾、肾经。

营养功效 ——————
淮山药含有甘露聚糖、植酸、胆碱、多巴胺、山药碱及10余种氨基酸、糖蛋白、多酚氧化酶。具有补脾养胃、生津益肺、补肾涩精的功效。可用于脾虚食少、久泻不止、肺虚喘咳、肾虚遗精、白带过多、尿频、虚热消渴的调养。

第
2
章

高血压怎么吃

怎样正确测量血压

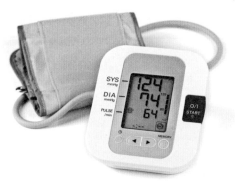

打开水银柱式血压计球囊上端的阀门，尽量将袖带里的气体排出。被测者取坐位，前臂自然伸直，位于心脏同一水平，将血压计充气袖带下缘在肘弯上2~3厘米处紧贴上臂皮肤缚绕一周，在肘窝摸到肱动脉搏动处，放置听诊器，快速充气，第一次可将水银柱打到180~200毫米汞柱，慢慢放气，当听到搏动音出现时水银柱所示的数值即为收缩压，搏动音转微弱或消失时水银柱所示的数值为舒张压。休息1~2分钟再次充气，使水银柱升至第一次所测得的收缩压以上约30毫米汞柱就可放气，不必打得过高。假如前后两次测得的测量值相差10~20/5~10毫米汞柱，应多测定一次，取两次接近值的均值。

每天早、晚各测量1次血压，最好在用餐前、服药前、排尿后测量。如果错过晚餐前的测量，可在睡前1小时内、服药前测量。

测量血压还应注意：测前需安静休息3~5分钟，测前30分钟避免剧烈运动、饮酒、喝含咖啡因的饮料以及吸烟；穿宽松的衣服，隔着一层衣服测量，最好不要把袖子撸上去。

你的血压高吗

根据国家卫生行政部门发布的宣传教育要点、防治指南等，目前我国现行的成人高血压的诊断标准为：在未服用降压药物的情况下，非同日3次舒张压≥90毫米汞柱或收缩压≥140毫米汞柱。仅测量一次血压，发现升高者不能确诊，需随访观察。

降低血压最合理有效的措施——改善生活方式

高血压病是不良生活方式长期作用的结果。多种不良生活方式，如食盐多、吸烟、饮酒、油腻饮食和不良心理因素等都对高血压病的发病有一定的影响。在服降压药的同时，改善生活方式，可有效控制高血压，还可提高降压药的效果。世界卫生组织曾提出健康四大基石：合理膳食、适量运动、戒烟限酒、心理平衡。它能使高血压病减少55%，使高血压并发的脑卒中减少75%，使高血压患者平均寿命延长10年以上。

中国居民膳食能量推荐摄入量 （单位：千卡／日）

人群	能量 男	能量 女
1岁	900	800
2岁	1100	1000
3岁	1250	1200
4岁	1300	1250
5岁	1400	1300
6岁	1600	1450
7岁	1700	1550
8岁	1850	1700
9岁	2000	1800
10岁	2050	1900
11~13岁	2350	2050
14~17岁	2850	2300

人群	能量 男	能量 女
18~49岁		
轻体力活动	2250	1800
中体力活动	2600	2100
重体力活动	3000	2400
孕妇（中）		+300
孕妇（晚）		+450
乳母		+500
50~64岁		
轻体力活动	2100	1750
中体力活动	2450	2050
重体力活动	2800	2350
65~79岁	2350	1950
80岁及以上	2200	1750

降低高血压的非药物措施

减钠增钾	每人每日食盐摄入量逐步降至5克以下；增加富钾食物摄入；限制高盐调味品和加工食品的摄入
戒烟限酒	提倡不饮酒或限制饮酒，每日饮酒的酒精量不超过15克；提倡不吸烟，已吸烟者劝其戒烟
合理膳食	食物多样，谷类为主，增加新鲜蔬菜和水果，喝牛奶；限制添加糖的摄入；摄入饱和脂肪的热量小于总热量的7%
适量有氧运动	选择一种适合自己的中等强度有氧运动：散步慢跑、骑车、游泳、太极拳、跳舞等，每周累计活动时间2.5~5小时
松弛与应急处理	进行瑜伽、音乐、书法、绘画等活动，以降低交感神经系统的兴奋性，避免紧张刺激
定期测量血压	家庭、社区卫生保健服务点定期测量血压

防治高血压的膳食原则

- 避免进食高热量、高脂肪、高胆固醇的"三高"食品。

- 适当补充蛋白质，可多选择奶类、鱼类、大豆及其制品作为蛋白质来源。

- 饮食有度，防止偏食。

- 减少甜食，将体重控制在标准体重的范围。

- 食用油宜选择富含单不饱和脂肪酸的植物油。

- 常吃膳食纤维多和维生素丰富的新鲜水果与蔬菜。

- 降低摄盐量。病情较轻的高血压患者每日摄盐量应控制在5克以下，病情较重者应遵医嘱进一步控盐。

- 忌饮浓茶、浓咖啡，少吃辛辣调味品，控制饮酒。

- 主食中宜添加全谷物、杂豆和薯类，少吃精制面粉和精制米。

- 适当增加膳食中钾、镁的摄入。

- 提倡高钙饮食。

高钾低钠饮食可防治高血压

高血压的典型特征是动脉壁增厚，但当给予足量的钾后，动脉壁便不再增厚，这主要是钾对血管有保护作用，可防止动脉壁不受血压的机械性损伤，从而降低高血压病人中风的发病率。有些高血压病人由于长期服用利尿降压药，使排尿增多，促使钾随尿液排出，这些高血压患者极易出现一些缺钾的症状，服用这类药物治疗高血压的病人更应注意补钾。高钾的食物有：冬瓜、胡萝卜、萝卜、茄子、土豆、西红柿、藕、洋葱、绿叶蔬菜、香菇、海带、木耳，以及猕猴桃、山楂、柚子、苹果、梨、香蕉、柑橘等。

高血压病患者采用低钠饮食后，有20%～60%的病人收到一定的降压效果。轻度或早期的高血压患者，单纯限制钠盐能使血压恢复正常。高血压患者每日减少1克钠盐，就可使收缩压下降2毫米汞柱，舒张压下降1.7毫米汞柱。高血压患者饮食中用含钾代盐，中风风险降低14%，心血管事件风险减少13%，死亡风险降低12%。减少钠盐的摄入量能够使降压药的疗效倍增，减少降压药物的用量和可能出现的副作用。

中国居民膳食钾、钠适宜摄入量 （单位：毫克/日）												
名称	6个月前	6个月到1岁前	1~3岁	4~6岁	7~10岁	11~13岁	14~17岁	18~49岁	乳母	50~64岁	65~79岁	80岁以上
钾	350	550	900	1200	1500	1900	2200	2000	+400	2000	2000	2000
钠	170	350	700	900	1200	1400	1600	1500	+0	1400	1400	1300

高钙饮食可抑制"致高血压因子"

引起高血压的原因很多，但近年来医学研究人员发现，人体缺钙也会引起高血压。据资料统计，每天饮食中钙的摄入量低于300毫克的人群，患高血压病的危险性为11%～14%，而每天饮食中钙的摄入量超过1500毫克的人群，患高血压病的危险性为3%～4%。那么，补钙为什么可降低血压呢？目前医学界的专家们这样认为：①高钙可对抗高钠所导致的尿钾排泄增加，而钾离子对稳定细胞膜有重要作用，维持足够的钙量摄入，可抵抗高钠的有害作用。②钙的膜稳定作用。钙结合在细胞膜上可降低细胞膜通透性，提高兴奋阈，使血管平滑肌松弛。③有学者认为，40%的血压升高与甲状旁腺有关。甲状旁腺可产生一种耐高热的多肽物质，这是引起高血压的罪魁祸首，被称为"致高血压因子"。"致高血压因子"的产生受低钙饮食的刺激，而高钙饮食则可抑制其产生。

中国居民膳食钙适宜摄入量												（单位：毫克/日）
名称	6个月前	6个月到1岁前	1~3岁	4~6岁	7~10岁	11~13岁	14~17岁	18~49岁	怀孕中期	怀孕晚期	乳母	50岁及以上
钙	200	250	600	800	1000	1200	1000	800	+200	+200	+200	1000

有益于高血压患者健康的地中海式饮食

生活在欧洲地中海沿岸的意大利、西班牙、希腊等国的居民寿命普遍都很长，而且很少患有高血压、糖尿病、心脏病等疾病。这与该地区的饮食结构——"地中海式饮食"有关。地中海式饮食中的许多方面与高血压的饮食原则有许多相吻合的地方，其中的一些饮食细节对高血压患者来说也是非常有好处的，建议高血压患者不妨在日常的饮食中尝试一下地中海式饮食。

⊛ 膳食富含植物性食物。

⊛ 食物的加工程度低。

⊛ 食物的新鲜程度高。

⊛ 脂肪的摄入量占膳食总能量的比值在25%左右，饱和脂肪所占的比例较低。

⊛ 每天食用适量奶酪和酸奶。

⊛ 每周食用适量鱼、禽及少量蛋。

⊛ 每日以新鲜水果为典型的餐后食品。

⊛ 大部分人有喝红酒的习惯。

⊛ 橄榄油是主要的食用油。

适当摄入优质蛋白质可防治高血压

蛋白质的摄入与高血压的关系十分密切。最新的医学研究发现，多摄入优质蛋白质，高血压的发病率就会降低，即使高钠饮食，只要摄入适量的高质量的动物蛋白，血压也不容易升高。一些沿海地区渔民的高血压患病率都比较低，冠心病和脑血管病的发病率也较低，这与他们经常吃鱼，膳食中优质蛋白质摄入量较多有关。富含优质蛋白质的食物有鸡肉、鸭肉、鱼肉、牛奶等。优质蛋白质虽然对预防高血压有一定的作用，但不宜超量摄入。

中国居民膳食蛋白质推荐摄入量		（单位：克/日）
年龄	推荐摄入量	
	男	女
6个月前	9	9
6个月~1岁前	20	20
1岁	25	25
2岁	25	25
3岁	30	30
4岁	30	30
5岁	30	30
6岁	35	35
7岁	40	40
8岁	40	40
9岁	45	45
10岁	50	50
11~13岁	60	55
14~17岁	75	60
18~49岁	65	55
50~64岁	65	55
65~79岁	65	55
80岁以上	65	55
孕妇		孕中期+15 孕晚期+30
乳母		+25

其他可以降血压的营养素

镁 | 饮食中缺少镁的人血压易偏高，给轻中度高血压患者补充镁能使血压下降。静脉注射镁制剂也能够降低血压，镁可降低血压可能是由于镁能稳定血管平滑肌细胞膜的钙通道，激活钙泵，排出钙离子，泵入钾离子，限制钠内流，以及镁可减少应激诱导的去甲肾上腺素的释放，从而起到降压的作用。富含镁的食物有谷类、豆类、绿色蔬菜、蛋黄、牛肉、猪肉、水产品、花生、芝麻、香蕉等。

锌和铁 | 锌元素可抑制有毒、有害元素升高血压，还可通过调节免疫功能调节血压，并可通过肾素中血管紧张素参与血压的平衡；铁广泛存在于血红蛋白中，有维持血液酸碱平衡的作用。血红蛋白在人体内主要执行输送氧和携带、排出二氧化碳的任务。研究发现，老年高血压患者血浆中铁的含量低于正常值，因此常吃木耳、动物血、海带、紫菜等富含铁的食物，不但可以降血压，还可预防老年性贫血。

B族维生素 | B 族维生素可改善脂质代谢，保护血管结构与功能。每天补充适量的 B 族维生素或者摄入富含 B 族维生素的食物有助于预防高血压。富含维生素 B_1 的食物有黑米、胚芽米、花生、大豆、鸡肝等。维生素 B_1 在人体内无法贮存，所以应每天补充。富含维生素 B_2 的食物有香菇、牛肝、鸡肝、鸡蛋、奶酪等。富含维生素 B_6、维生素 B_{12} 的食物有酵母、鱼肉、动物肝脏、肉类、豆类、蛋黄、牛奶、坚果、菠菜、奶酪等。

维生素C

维生素C具有保护动脉血管内皮细胞免遭体内有害物质损害的作用。老年高血压病患者血液中维生素C含量最高者，其血压最低。维生素C主要来源于橘子、大枣、油菜、小白菜、番茄、莴笋叶和芹菜叶等食物，且含量丰富。因此，常吃一些富含维生素C的新鲜蔬菜和水果，有助于防治高血压病。西瓜、柠檬、山楂、柿子、猕猴桃、苹果、杧果、葡萄等水果对高血压也具有较好的防治作用。

维生素D

维生素D的功效不仅仅局限于治疗骨质疏松症，它还可以预防高血压。高血压患者如果能经常晒太阳或常吃含有维生素D的食物，对稳定病情大有裨益。维生素D可以防治高血压的原理是，维生素D常被颈部甲状腺上的副甲状腺所利用，这些腺体能分泌出调节体内钙水平的激素，而钙有助于降低血压。一般食物维生素D的含量均不丰富，含量较多的食物有海鱼、蛋类和黄油。

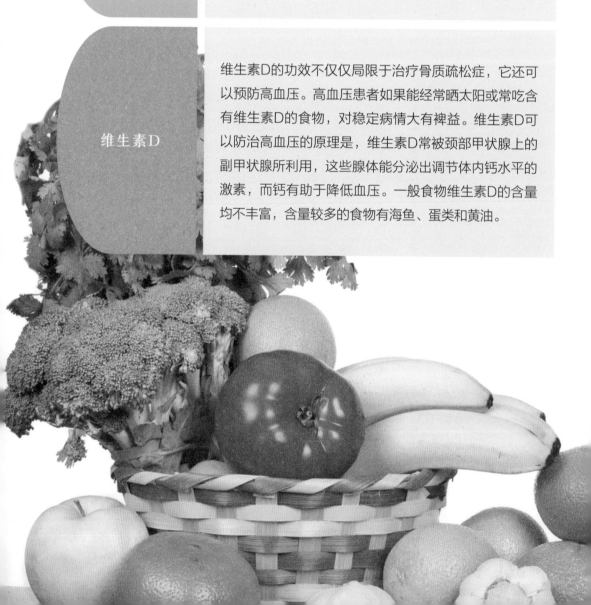

维生素E和维生素P

天然维生素E可增强肌体免疫力，具有较强的抗氧化能力，可提高血液中氧的利用率，阻止脂肪的过度氧化，维持组织正常的新陈代谢，保护细胞膜不被氧化破坏，具有降血压、抗衰老等功能；维生素P除了可降低血清总胆固醇外，还可增强血管壁的抵抗力，常用于预防脑出血，大剂量维生素P可使胆固醇被氧化为胆酸排出体外，改善血液循环和心脏功能。柠檬和橘子中维生素P的含量较高。

水

水是人体必不可少的营养成分。现代医学认为，水是人体组织的重要构成成分，成人体重的70%都是水，体内新陈代谢需要水参加才能完成。对于高血压病患者，水更是具有特殊而至关重要的作用。医学研究表明，补充水分是改善血液循环的有效途径。水可以稀释血液，使血液恢复流畅的状态，如果不能及时补充水分，就会增加血液的黏稠度，从而引起血压升高，甚至形成脑血栓。同时，水分缺失也容易引起便秘和大便干燥，这同样是导致血压升高的重要原因。但一次的饮水量不宜过多，否则很容易在短时间内增加血液循环量，引起血压一时性上升。高血压病患者一天之中应多饮几次水，每次宜少饮一些，一天的饮水总量宜控制在1200~1800毫升。

高血压患者应禁用或少用的食物

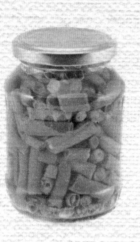

盐腌渍食品

如咸菜、腊肉、咸鱼、咸蛋等。

熏肉、香肠、火腿、烧鸡、板鸭等熟食

这些食物中的含盐量比一般菜肴高1～2倍。

皮蛋、豆腐脑、豆干、橄榄、罐装的番茄酱、罐装的玉米、罐装的泡菜等食物

这些食物含钠均较高。

面包、饼干、碳酸饮料

其制作过程中加入的小苏打也是钠盐，这往往被人忽视。

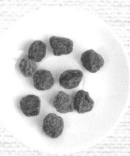

话梅一类的干果

同样含有较高的钠盐。

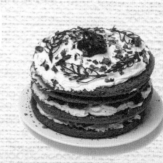

含糖高的食品

尤其是肥胖者或有肥胖倾向的高血压患者，要少吃蛋糕、甜点、甜饼、糖果等。

玉米 既能预防又能辅助降低高血压

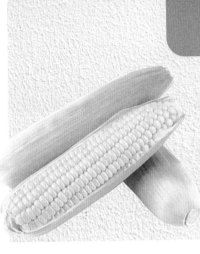

降压关键词	亚油酸、油酸、维生素E
热量	106千卡 （每100克可食部提供）

玉米中的亚油酸可抑制胆固醇的吸收，从而起到辅助降低高血压的功效；油酸具有降低血清中的胆固醇、软化血管的作用；亚油酸和玉米胚芽中的维生素E协同作用，可降低血液中胆固醇的浓度，并防止其在血管壁上沉积，有效预防高血压病。

每天适宜吃多少

每天100克为宜。

食用宜忌

1.玉米中的黄体素和玉米黄质，可有效预防老年黄斑性病变的发生。

2.新鲜玉米中含有较多胡萝卜素，对干眼症、气管炎及白内障、皮肤干燥等病症有辅助治疗功效。

烹调宜忌

玉米宜和豆类搭配烹调，因为玉米和豆类氨基酸的种类不同，两者同食正好可以起到互补作用，从而使摄入的营养更全面。

推荐降压食谱

肉末炒玉米

材料 玉米粒100克，瘦猪肉50克。

调料 葱花、姜末、花椒粉、盐、鸡精、植物油各适量。

做法

❶ 玉米粒洗净；瘦猪肉洗净，切末。

❷ 炒锅置火上，倒入植物油，待油温七成热，加葱花、姜末和花椒粉炒香。

❸ 放入肉末、玉米粒翻炒，加适量水炒熟，放盐和鸡精调味即可。

鸡蓉玉米羹

材料 嫩玉米粒100克，鸡胸脯肉50克。

调料 葱花、姜末、水淀粉、盐、鸡精、植物油各适量。

做法

❶ 鸡胸脯肉洗净，切末。

❷ 炒锅放火上，倒入植物油，待油温七成热，加葱花和姜末炒香。

❸ 放入鸡肉末和玉米粒翻炒均匀，加适量清水大火烧沸，转中火煮10分钟，用盐和鸡精调味，水淀粉勾芡即可。

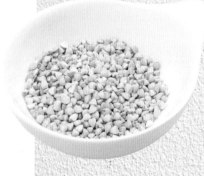

荞麦 含有抑制血压上升的物质

降压关键词	芦丁、荞麦多元酚、蛋白质、钾
热量	324 千卡 （每100克可食部提供）

荞麦中的芦丁可强化毛细血管壁，并抑制会让血压上升的物质，还具有抗氧化作用，与有同样作用的荞麦多元酚一起可预防动脉硬化；荞麦所含的蛋白质可保护血管细胞、增强细胞活力；含有的钾有助于降低血压。

每天适宜吃多少

每天60克为宜。

食用宜忌

1.荞麦一次不可食用太多，否则易造成消化不良。

2.荞麦不宜与猪肝同食，不然会影响消化，不利于营养物质的吸收。

3.荞麦不宜与羊肉同食，因为荞麦可清热敛汗，而羊肉性热，两者的食性相反，两者同食均不能充分发挥各自应有的营养功效。

烹调宜忌

荞麦的米质较硬，直接烹煮不易做熟，烹调前宜先用清水浸泡数小时。

推荐降压食谱

荞麦红枣饭

材料 大米100克，荞麦米50克，红枣6枚。

做法

❶ 将大米和荞麦米淘洗干净；荞麦米用清水浸泡2小时；红枣洗净。

❷ 荞麦米、大米和红枣一同倒入电饭锅内，加适量清水蒸熟即可。

荞麦面馄饨

材料 荞麦面100克，鸭胸脯肉50克。

调料 紫菜、虾皮、葱花、香菜末、胡椒粉、盐、生抽、料酒、鸡精、香油各适量。

做法

❶ 鸭胸脯肉洗净，剁成肉馅，加盐、鸡精、生抽、料酒、胡椒粉、香油搅匀，做成馄饨馅；紫菜撕成小片；虾皮洗净。

❷ 荞麦面倒入盆中，加适量温水和成面团，擀成馄饨皮，包入鸭肉馅，做成馄饨生坯，入沸水中煮熟，用紫菜、虾皮、葱花、香菜末、胡椒粉、鸡精和香油调味即可。

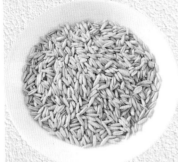

燕麦 促进钠盐排出，辅助降血压

降压关键词	膳食纤维

热量	**367 千卡**	（每100克可食部提供）

燕麦富含膳食纤维，膳食纤维可以促进人体中钠盐的排出，有助于降低血压。

每天适宜吃多少

每天40克为宜。

食用宜忌

婴幼儿、产妇、老年人尤为适宜食用燕麦，可增强体力，延年益寿。

烹调宜忌

食用燕麦片时，要避免长时间高温烹煮，以防止维生素被破坏，燕麦片烹煮的时间越长，其营养损失就越大。

推荐降压食谱

牛奶麦片粥

材料 牛奶150克，大米30克，燕麦片20克。

做法

❶ 大米和燕麦片淘洗干净。

❷ 锅置火上，放入大米和燕麦片，加适量开水大火煮沸，转小火煮至米粒熟透的稠粥，将牛奶倒入煮好的粥中调匀即可。

燕麦饭

材料 大米50克，燕麦片25克。

做法

❶ 大米和燕麦片分别淘洗干净。

❷ 将大米和燕麦片倒入电饭锅内，加适量清水蒸熟即可。

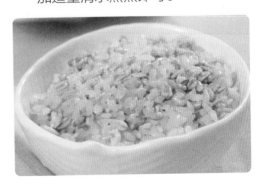

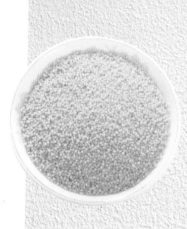

小米 适合久病体虚的高血压患者食用

降压关键词	B 族维生素、烟酸、膳食纤维、钙、磷、铁

热量	358 千卡	（每100克可食部提供）

小米所含有的B族维生素、烟酸、膳食纤维及钙、磷、铁等多种营养成分，可起到抑制血管收缩、降低血压的作用。此外，小米还能够改善脾胃虚弱、消化不良、小便不利等症状，对于久病体虚的高血压患者比较适宜。

每天适宜吃多少

每天70克为宜。

烹调宜忌

烹调小米时不宜放碱。

营养档案

性味归经

性凉，味甘、咸，归肾、脾、胃经。陈小米性寒，味苦。

营养功效

小米富含蛋白质、脂肪、膳食纤维、碳水化合物、维生素B$_1$、维生素B$_2$、钙、磷、铁、硒、锌、镁等，具有清热健胃、滋阴养血、止呕、消渴、利尿、防治血管硬化的功效。

推荐降压食谱

鸡蓉小米羹

材料 小米50克，鸡胸肉100克，鸡蛋清1个。

调料 葱末10克，鸡汤1000克，盐、淀粉各3克，胡椒粉1克，水淀粉少许。

做法

❶ 小米淘洗干净；鸡胸肉洗净，切小粒，加鸡蛋清和淀粉搅拌均匀，静置10分钟。

❷ 锅置火上，倒油烧至七成热，炒香葱末，倒入鸡汤和小米大火烧开，转小火煮至九成熟，下入鸡肉煮熟，加盐和胡椒粉调味，用水淀粉勾芡即可。

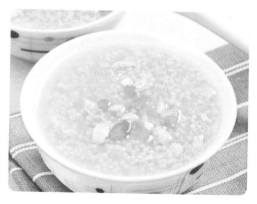

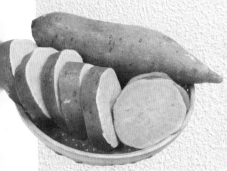

红薯 降低血压的同时保持血管壁的弹性

降压关键词	黏蛋白	
热量	99 千卡	（每100克可食部提供）

红薯中含有一种具有特殊功能的黏蛋白，这种黏蛋白是多糖和蛋白质的混合物，属胶原和黏液多糖类物质，可保护黏膜，可促进胆固醇的排泄，保持血管壁的弹性，降低血压，预防动脉硬化。

每天适宜吃多少

每天150克为宜。

食用宜忌

红薯在胃中会产酸，胃溃疡及胃酸过多的人不宜食用。

烹调宜忌

红薯适宜与米、面搭配烹调，这样可减轻食用红薯后出现的胀肚或排气等不适感。

推荐降压食谱

头红薯粥

材料 大米100克，红薯、芋头各50克。

做法

❶ 大米淘洗干净；红薯、芋头去皮，洗净，切丁。

❷ 锅置火上，倒入大米、红薯丁和芋头丁，加适量清水大火煮沸，转小火熬煮至米粒熟透、红薯丁和芋头丁软烂的稠粥即可。

（烹饪一点通）

1.优质红薯外表干净、光滑、形状好、坚硬。

2.优质芋头表面无烂洞，外皮干燥。

红薯饭

材料 大米150克，红薯50克。

做法

❶ 大米洗干净；红薯去皮，洗净，切块。

❷ 大米和红薯一同倒入电饭锅内，加适量清水蒸熟即可。

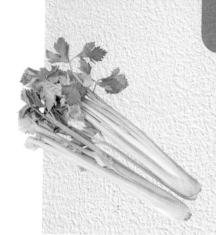

芹菜 减少肾上腺素的分泌，降低和平稳血压

降压关键词	3-n- 丁基苯二酸、维生素 P
热量	14 千卡 （每100克可食部提供）

芹菜所含有的3-n-丁基苯二酸类物质可抑制血管平滑肌紧张，减少肾上腺素的分泌，从而降低和平稳血压。此外，现代药理研究证明，芹菜中含有丰富的维生素P，可降低毛细血管的通透性，具有降低血压的功效。

每天适宜吃多少

每天50克为宜。

食用宜忌

1.高血压及其并发症患者食用较好；血管硬化、神经衰弱者也宜常吃；但血压偏低者慎食。

2.女性更年期患者宜常吃些芹菜，可有效缓解不适症状。

烹调宜忌

1.烹调实心芹菜切丝、切段均适宜，而空心芹菜不宜切丝，只能加工成段，否则容易从中断裂、翻卷不成形，影响菜品的美观。

2.芹菜可炒、拌、焓或作配料，也可作馅。

推荐降压食谱

芹菜馅饺子

材料 饺子皮500克，芹菜、猪肉馅各250克，海米25克。

调料 葱末、酱油、香油、盐、鸡精、花椒粉各适量。

做法

❶ 芹菜洗净，焯熟，切末；海米洗净，剁碎；猪肉馅加酱油、香油、盐、鸡精、花椒粉、葱末、芹菜末、海米末搅拌均匀，调成饺子馅。

❷ 饺子皮包入适量饺子馅，做成饺子生坯，放入沸水中煮熟即可。

芹菜炒土豆片

材料 芹菜200克，土豆100克。

调料 葱花、盐、鸡精、植物油各适量。

做法

❶ 芹菜洗净，焯熟，切段；土豆去皮，洗净，切片。

❷ 炒锅置火上，倒入植物油，待油温烧至七成热，炒香葱花，放入土豆片翻炒均匀，加适量清水烧熟，下入芹菜段翻炒均匀，用盐和鸡精调味即可。

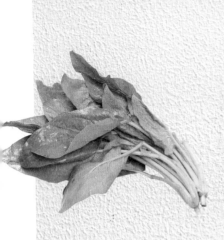

菠菜 能使轻中度高血压患者的血压下降

降压关键词	镁

热量	24 千卡	（每100克可食部提供）

菠菜中含有的镁可稳定血管平滑肌细胞膜的钙通道，激活钙泵，排出钙离子，泵入钾离子，限制钠内流，减少应激诱导的去甲肾上腺素的释放，从而起到降压的作用。饮食中缺少镁的人血压易偏高，对轻中度高血压患者补充镁能使血压下降。

每天适宜吃多少

每天100克为宜。

食用宜忌

1.糖尿病病人经常吃些菠菜有利于血糖保持稳定。

2.婴幼儿和缺钙、软骨病、肺结核、肾结石、腹泻的人不宜多食菠菜。

烹调宜忌

如果要用菠菜与豆腐搭配烹调成菜，烹调前应将菠菜焯水，因为菠菜富含草酸，如果与豆腐同煮，易与豆腐中的钙形成难以溶解的草酸钙，不利于人体对钙的吸收，还易生成肾结石。

推荐降压食谱

菠菜牛肉羹

材料 菠菜200克，牛肉50克。

调料 葱末、姜末、蛋清、盐、料酒、水淀粉、鸡精、植物油各适量。

做法

❶ 菠菜择洗干净，放入沸水中焯30秒，捞出，沥干水分，切末；牛肉洗净，剁成肉馅，用料酒、蛋清和水淀粉拌匀，腌渍15分钟。

❷ 锅置火上，倒入植物油，烧至七成热，炒香葱末、姜末，放入牛肉馅滑熟，加适量清水大火烧沸，转中火煮3分钟，放入菠菜末，用盐和鸡精调味，水淀粉勾芡即可。

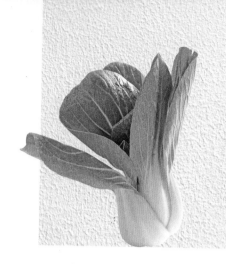

油菜 适宜常吃的降压蔬菜

降压关键词	钙、铁
热量	23 千卡　（每100克可食部提供）

油菜中含有钙和铁。我国流行病学证实，人体缺钙会引起高血压，人群平均每日钙摄入量与血压水平呈显著的负相关，也就是说，钙摄入量多者血压低，反之则血压高。研究还发现，老年高血压患者血浆中铁的含量低于正常值，因此常吃含铁的食物，不但可以降血压，还可预防老年性贫血。

每天适宜吃多少

每天150克为宜。

食用宜忌

1.吃剩的油菜过夜后最好不要再吃了，以免造成亚硝酸盐在体内沉积，从而增加消化道癌症的风险。

2.孕早期妇女、目疾患者、小儿麻疹后期及疥疮患者应少吃油菜。

烹调宜忌

油菜的农药残留较高，烹调前宜用淘米水浸泡数分钟，然后再用清水冲洗。

推荐降压食谱

油菜豆腐汤

材料　油菜150克，豆腐100克，鲜香菇25克。

调料　葱花、盐、鸡精、植物油各适量。

做法

❶ 油菜择洗干净，对半切开；豆腐洗净，切块；鲜香菇去柄，洗净，切片。

❷ 炒锅置火上，倒入植物油，待油温烧至七成热，炒香葱花，放入豆腐、鲜香菇翻炒均匀，加适量清水大火烧沸，转小火煮5分钟，倒入油菜煮熟，用盐和鸡精调味即可。

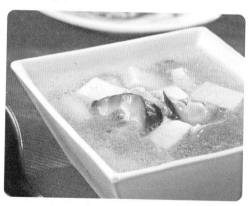

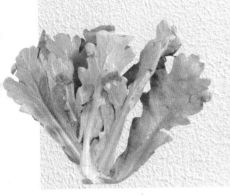

茼蒿 能稳定情绪，降低血压和胆固醇

降压关键词	挥发油、膳食纤维、胆碱

热量	21千卡	（每100克可食部提供）

茼蒿中含有特殊香味的挥发油，能养心安神、稳定情绪，从而降低血压；其所含有的膳食纤维可降低胆固醇；茼蒿中的胆碱物质能起到降低血压的作用。

每天适宜吃多少

每天50～100克为宜。

食用宜忌

1.茼蒿辛香滑利，胃虚腹泻者不宜多食。

2.脑力劳动者及贫血、骨折患者适宜常吃些茼蒿。

烹调宜忌

1.茼蒿与肉、蛋等食物一同食用可提高其维生素A的利用率。

2.茼蒿中的挥发油遇热易挥发，烹调时宜用大火快炒。

营养档案

性味归经

性平，味辛、甘，归脾、胃经。

营养功效

茼蒿含有多种维生素、胡萝卜素及多种氨基酸，可养心安神、清热化痰、润肺补肝、稳定情绪、防止记忆力减退。茼蒿中含有特殊香味的挥发油，有助于宽中理气、消食开胃、增强食欲；所含有的膳食纤维有助肠道蠕动，促进排便，起到通腑利肠的作用。

推荐降压食谱

蒜蓉茼蒿

材料 茼蒿250克，蒜瓣25克。

调料 葱花、水淀粉、盐、鸡精、植物油各适量。

做法

❶·茼蒿择洗干净，切段；蒜瓣去皮，洗净，剁成蒜蓉。

❷·炒锅置火上，倒入植物油，待油温烧至七成热，炒香葱花，放入茼蒿翻炒3分钟，用盐、鸡精和蒜蓉调味，用水淀粉勾芡即可。

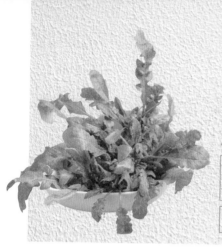

荠菜 抑制血压上升的蔬菜

降压关键词	胆碱、乙酰胆碱、荠菜酸钾、香叶木苷
热量	**27 千卡** （每100克可食部提供）

现代药理研究证实，荠菜含有丰富的胆碱、乙酰胆碱、荠菜酸钾等成分，有降低血压的功能。其所含有的香叶木苷可强化细血管，抑制会让血压上升的物质。

每天适宜吃多少

每天150克为宜。

食用宜忌

荠菜可宽肠通便，肠胃虚寒、腹泻、便溏者慎食。

营养档案

性味归经

性平，味甘，归肝、肺、脾经。

营养功效

荠菜含有蛋白质、碳水化合物、胡萝卜素、维生素B_1、维生素B_2、维生素C及钙、磷、铁、钾、镁、锰、锌、铜等矿物质，具有清热解毒、强筋健骨、凉血消肿、平肝明目、利尿消炎的功效。

烹调宜忌

荠菜质软易烂，烹调时间不宜过久，以免营养损失。荠菜草酸含量较高，食用前宜用开水焯一下，尤其是和豆制品、木耳、虾仁搭配食用时更应先焯水，以免影响人体对钙的吸收。

推荐降压食谱

荠菜豆腐羹

材料 荠菜150克，南豆腐50克，鲜香菇25克。

调料 葱末、盐、鸡精、水淀粉、植物油各适量。

做法

❶ 荠菜择洗干净，切末；南豆腐洗净，切丁；鲜香菇去根，洗净，放入沸水中焯透，捞出，切末。

❷ 锅置火上，倒入植物油，待油温烧至七成热，炒香葱末，放入豆腐丁和香菇末翻炒均匀。

❸ 加入适量清水大火煮沸，转小火煮5分钟，放入荠菜末煮2分钟，用盐和鸡精调味，水淀粉勾薄芡即可。

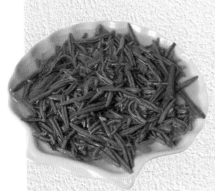

莼菜 防止体内的镉增高而诱发高血压

降压关键词	多糖、锌

热量	**20 千卡**	（每100克可食部提供）

莼菜的叶背会分泌一种类似琼脂的黏液，其中富含多糖，经药理实验证实，这种黏液可降低血压。莼菜富含锌，人体内的锌镉比值降低时血压会上升，增加富含锌的食物摄入可防止体内的镉增高而诱发的高血压。

每天适宜吃多少

每天50克为宜。

食用宜忌

1.莼菜性寒，脾胃虚寒者应少吃，妇女月经期及产后也应少食。

2.因其软滑细嫩，特别适合老人、儿童及消化能力弱的人食用。

烹调宜忌

莼菜忌用铁锅烹制，因为莼菜所含的单宁遇铁后会发生化学反应，生成黑色的单宁铁，不但影响莼菜的色、香、味，而且不易被人体消化吸收。

营养档案

性味归经

性寒，味甘，归肝、脾经。

营养功效

莼菜富含维生素A、维生素C、维生素E、钙、磷、铁、钾、钠、锌、硒，以及人体必需的多种氨基酸。莼菜叶背分泌的黏液质可清热解毒、抑制细菌生长、清胃火。

推荐降压食谱

莼菜鱼片汤

材料 莼菜250克，草鱼1条（约500克）。

调料 葱段、姜片、料酒、盐、鸡精、香油各适量。

做法

❶ 莼菜择洗干净，放入沸水中焯1分钟，捞出，沥干水分，盛入汤碗中；草鱼去鳞，除鳃和内脏，取肉，切片，加料酒、葱段、姜片和盐抓匀，腌渍15分钟。

❷ 锅置火上，倒入适量清水烧沸，放入鱼片氽熟，用盐和鸡精调味，离火，倒入装有莼菜的碗中，淋入香油即可。

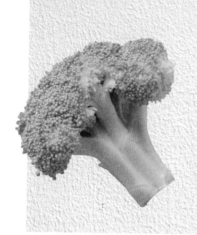

西蓝花 可预防心脏病、中风等高血压并发症

降压关键词	类黄酮

热量	33 千卡	（每100克可食部提供）

西蓝花是含有类黄酮较多的食物之一。类黄酮除了可以防止感染，还是较好的血管清理剂，可阻止胆固醇氧化，防止血小板凝结成块，从而预防心脏病、中风等高血压并发症。

每天适宜吃多少

每天70~100克为宜。

食用宜忌

西蓝花含有少量的致甲状腺肿物质，这种物质会干扰甲状腺利用碘合成甲状腺素，导致甲状腺扩大形成甲状腺肿大，所以吃西蓝花时需要通过食用富含碘的食物来中和掉其所含有的这种致甲状腺肿物质，碘盐、海鱼、海带、紫菜等均富含碘。

烹调宜忌

西蓝花的残留农药较高，烹调前宜放在盐水中浸泡几分钟，不但可去除残留的农药，而且能将藏在花柄处的菜虫逼出来。

推荐降压食谱

番茄西蓝花

材料 番茄200克，西蓝花100克。

调料 葱花、花椒粉、盐、鸡精、水淀粉、植物油各适量。

做法

❶ 番茄洗净，去蒂，切块；西蓝花择洗干净，掰成小朵，放入沸水中焯烫1分钟，捞出。

❷ 炒锅置火上，倒入植物油，待油温烧至七成热，炒香葱花，放入番茄块炒熟，加西蓝花翻炒均匀，用盐、花椒粉和鸡精调味，水淀粉勾芡即可。

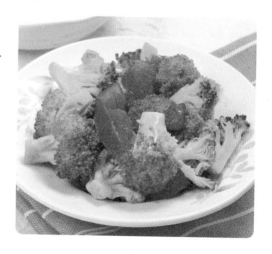

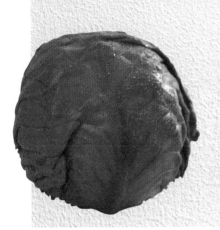

紫甘蓝 对抗钠离子过多造成的血压升高和血管损伤

降压关键词	钾

热量	19 千卡	（每100克可食部提供）

紫甘蓝含有的钾，可将人体血液中的钠置换出来，有利于降低血压，对抗钠离子过多造成的血压升高和血管损伤，并可预防脑卒中等高血压并发症。

每天适宜吃多少

每天80克为宜。

食用宜忌

紫甘蓝易产生致甲状腺肿物质，甲亢患者应忌食。紫甘蓝宜与紫菜同食，因为紫菜中牛磺酸的吸收需要维生素B_6的参与，而紫甘蓝富含维生素B_6，两者同食能使人体更好地吸收其营养成分。

烹调宜忌

紫甘蓝宜用急火快炒，迅速成菜，这样烹调其维生素C损失最少。

营养档案

性味归经

性平，味甘，归脾、胃经。

营养功效

紫甘蓝含有多种人体必需的氨基酸，还含有蛋白质、维生素C、维生素B_1、维生素B_2、维生素U、胡萝卜素、烟酸，以及钾、钙等矿物质。可增进食欲、促进消化、防治胃溃疡、预防便秘、抗氧化、抵抗衰老、提高人体免疫力、抗癌。

推荐降压食谱

凉拌紫甘蓝

材料 紫甘蓝150克，蒜瓣10克。

调料 盐、醋、白糖、鸡精、香油各适量。

做法

❶ 紫甘蓝择洗干净；蒜瓣去皮，洗净，捣成蒜泥。

❷ 取小碗，加入蒜泥、盐、醋、白糖、鸡精、香油拌匀，兑成调味汁。

❸ 取盘，放入紫甘蓝，淋入调味汁拌匀即可。

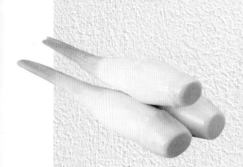

茭白 适宜长期服用降压药的高血压患者食用

降压关键词	钾

| 热量 | **23 千卡** | （每100克可食部提供） |

很多高血压患者服用的降压药中都含有利尿成分，容易使体内的钾代谢排出，导致低钾血症。茭白中钾的含量较为丰富，长期服用降压药的高血压患者不妨经常吃些茭白，对稳定血压有益。

每天适宜吃多少

每天50~100克为宜。

食用宜忌

茭白含有较多的草酸，其钙质不容易被人体吸收，患肾脏疾病、尿路结石或尿中草酸盐类结晶较多者不宜多食。

烹调宜忌

茭白中含有草酸，不利于钙的吸收，烹调前宜用开水焯烫一下，以去除草酸。

营养档案

性味归经
性凉，味甘，归肝、脾经。

营养功效
茭白含蛋白质、脂肪、还原糖、维生素B_1、维生素B_2、维生素C及苏氨酸、赖氨酸等人体必需的氨基酸。具有去烦热、止渴、祛湿解毒、调节胃肠功能的作用。茭白含有丰富的有解酒作用的维生素，能解酒醉。

推荐降压食谱

茭白烧黄豆

材料 嫩茭白250克，水发黄豆100克。

调料 葱花、盐、鸡精、水淀粉、植物油各适量。

做法

❶ 茭白去皮削根，洗净，切块，放入沸水中焯烫，捞出；水发黄豆洗净。

❷ 锅置火上，倒入适量植物油，待油温烧至七成热，加葱花炒香，下入黄豆翻炒均匀，淋入适量清水烧至八成熟，放入茭白块烧熟，用盐和鸡精调味，水淀粉勾芡即可。

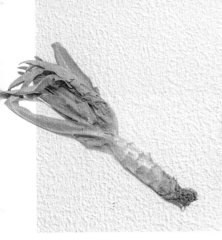

莴笋 对高血压患者稳定病情有益的蔬菜

降压关键词	钾	
热量	14 千卡	（每100克可食部提供）

莴笋中钾的含量是其含钠量的27倍，有利于促进排尿，维持水、电解质平衡，对高血压和心脏病患者很有好处。

每天适宜吃多少

每天60克为宜。

食用宜忌

1.神经症、高血压、心律不齐和失眠患者及小便不通、尿血及水肿者宜食。莴笋含有丰富的氟元素，参与骨骼的生长过程，所以儿童宜多吃。

2.莴笋中的一些物质对视神经有刺激作用，过多食用会引起头昏嗜睡的中毒反应，所以不宜长期大量食用。

烹调宜忌

莴笋肉质细嫩，生吃热炒均相宜。莴笋叶的营养价值更高，烹调时宜带叶烹调。

推荐降压食谱

莴笋炒牛肉丝

材料 莴笋300克，牛肉200克。

调料 蒜末、葱花各5克，酱油、料酒各10克，盐适量。

做法

❶ 将莴笋去皮洗净，切成丝；牛肉洗净，切成丝，用酱油和料酒腌渍10分钟。

❷ 锅置火上，倒入植物油烧热后，放蒜末、葱花爆香，加入牛肉丝，大火快炒约1分钟，捞出备用。

❸ 锅留底油，放入莴笋丝大火快炒约2分钟，加牛肉丝和盐翻炒均匀即可。

营养档案

性味归经

性寒，味苦，归心、胃、肠经。

营养功效

莴笋含碳水化合物、钙、磷、铁、维生素C等，有利尿、通乳之功效。莴笋可用于水肿、产妇奶水少。莴笋中所含的氟元素，可参与牙釉质和牙本质的形成。莴笋中的含碘量高，有利于人体的基础代谢和体格发育。

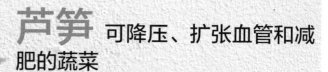

芦笋 可降压、扩张血管和减肥的蔬菜

降压关键词	天门冬酰胺、槲皮黄酮、膳食纤维、钾
热量	19 千卡 （每100克可食部提供）

芦笋中的天门冬酰胺可扩张末梢血管，降低血压；槲皮黄酮有降血压、增强毛细血管弹性、降血脂、扩张冠状动脉、增加冠状动脉血流量等作用；膳食纤维可促进新陈代谢、消化功能，有助于减肥；钾能缓解食盐中的钠对人体的损害，使血压降低。

每天适宜吃多少

每天50克为宜。

食用宜忌

1.芦笋不宜存放1周以上才吃，因为长时间存放，芦笋中的叶酸很容易被破坏。

2.芦笋含有少量嘌呤，痛风病人不宜多食。

3.买回的新鲜芦笋如果不能马上食用，应放于食品保鲜袋中，置于冰箱冷藏室，可存放两三天不致腐坏、老化。

烹调宜忌

芦笋中的叶酸很容易被破坏，如果想用芦笋来补充叶酸应避免高温烹煮，最佳的食用方法是用微波炉小功率加热烹熟。

推荐降压食谱

芦笋牛肉

材料 芦笋200克，牛肉100克。

调料 葱丝、姜丝、酱油、胡椒粉、水淀粉、绍酒、盐、鸡精、植物油各适量。

做法

❶ 芦笋择洗干净，切斜片；牛肉洗净，切薄片，用酱油、胡椒粉、水淀粉、绍酒抓匀，腌渍30分钟。

❷ 锅置火上，倒入植物油，烧至七成热，炒香葱丝和姜丝，放入牛肉片滑熟。下入芦笋片翻炒均匀，加适量清水烧至芦笋片熟透，用盐和鸡精调味，水淀粉勾芡即可。

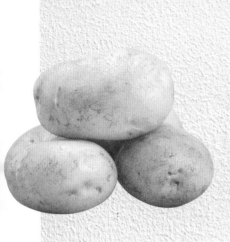

土豆 排钠降压，降低脑卒中的发病率

降压关键词	膳食纤维、钾

热量	**76 千卡**	（每100克可食部提供）

土豆所含有的膳食纤维能宽肠通便，及时排泄毒素，预防便秘，防止便秘所引发的血压升高；其所含有的钾可帮助人体排出多余的钠，防止血压升高，降低脑卒中的发病率。

每天适宜吃多少

每天1个（约130克）为宜。

食用宜忌

1.土豆含蛋白质低、含钾量高，适合低蛋白饮食的肾病患者食用。

2.土豆可作为糖尿病病人的日常饮食，它不会使血糖快速升高，又可以增加饱腹感。但糖尿病患者吃土豆要减少主食的量。

烹调宜忌

切好的土豆不宜放在水中浸泡，会使土豆中的维生素C和微量元素钾大量流失。

推荐降压食谱

芝麻土豆丝

材料 土豆150克，芝麻15克。
调料 香菜末、蒜末、盐、鸡精、香油各适量。

做法

❶ 土豆去皮，洗净，切成细丝，用沸水焯熟，捞出，沥干水分。

❷ 芝麻挑去杂质；炒锅置火上烧热，放入芝麻炒熟。

❸ 取小碗，放入香菜末、蒜末、盐、鸡精和香油搅拌均匀，制成调味汁。

❹ 取盘，放入土豆丝，淋入调味汁拌匀，撒上炒熟的芝麻即可。

营养档案

性味归经
性平味甘，入胃、大肠经。

营养功效
土豆富含赖氨酸、色氨酸及钾、锌、铁。土豆所含的维生素C、维生素B$_1$和维生素B$_2$的含量较高。所含的膳食纤维具有通便的作用，可治疗习惯性便秘。土豆可辅助治疗消化不良，是心脏病和胃病患者较为理想的食物。

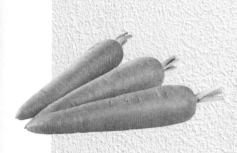

胡萝卜 促进肾上腺素合成，降压又强心

降压关键词	槲皮素、山萘酚、琥珀酸钾

热量	40 千卡	（每100克可食部提供）

胡萝卜含有的槲皮素和山萘酚可增加冠状动脉血流量，促进肾上腺素合成，具有降压、强心等功效。胡萝卜所含有的琥珀酸钾是降压的有效成分。

每天适宜吃多少

每天1根（大约60克）为宜。

食用宜忌

1.饮酒时不宜吃胡萝卜，因为胡萝卜素与酒精一同进入人体后，可在肝脏中产生毒素，导致肝细胞损害。

2.糖尿病患者适宜常吃些胡萝卜，因为吃胡萝卜不仅可以降低血糖，还可防治糖尿病并发症。

3.将胡萝卜和圆白菜分别榨汁，然后将胡萝卜汁与圆白菜汁混合后饮用，可有效治疗由牙龈感染引起的牙周病。

烹调宜忌

烹调胡萝卜时不宜放醋，因为醋会影响其营养素的吸收。

推荐降压食谱

胡萝卜炒木耳

材料 胡萝卜150克，水发黑木耳25克。

调料 葱花、盐、鸡精、植物油各适量。

做法

❶ 胡萝卜洗净，切丝；水发黑木耳择洗干净，撕成小朵。

❷ 炒锅置火上，倒入植物油，待油温烧至七成热，炒香葱花，放入胡萝卜丝翻炒均匀，加木耳和适量清水烧至胡萝卜丝熟透，用盐和鸡精调味即可。

烹饪一点通

优质胡萝卜鲜嫩、外形匀称挺直，掐上去水分很多。

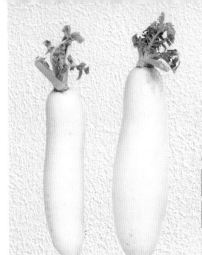

萝卜 抑制有毒有害元素升高血压

降压关键词	维生素C、锌

热量	31 千卡	（每100克可食部提供）

萝卜含有的维生素C具有保护动脉血管内皮细胞免遭体内有害物质损害的作用，老年高血压病患者血液中维生素C含量高者，其血压低；萝卜中的锌元素可抑制有毒有害元素镉升高血压的作用，还可通过调节免疫功能调节血压，并可通过肾素血管紧张素参与血压的调节。

每天适宜吃多少

每天50~100克为宜。

食用宜忌

1.萝卜为寒凉蔬菜，阴盛偏寒体质者、脾胃虚寒者不宜多食，胃及十二指肠溃疡、慢性胃炎、先兆流产、子宫脱垂等患者忌食萝卜。

2.白萝卜洗净切片或丝，加糖凉拌或热炒，能降气化痰平喘，适合患急慢性气管炎或咳嗽痰多气喘者食用。

推荐降压食谱

牡蛎萝卜丝汤

材料 白萝卜150克，牡蛎肉50克。
调料 葱丝、姜丝、盐、香油各适量。
做法

❶ 白萝卜去根须，洗净，切丝；牡蛎肉洗净泥沙。

❷ 锅置火上，加适量清水烧沸，倒入白萝卜丝煮至九成熟，放入牡蛎肉、葱丝和姜丝煮至白萝卜丝熟透，用盐调味，淋上香油即可。

（烹饪一点通）

优质牡蛎肉光泽新鲜、颜色淡黄、体大而肥满、大小均匀。

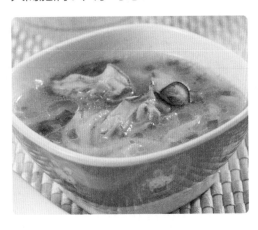

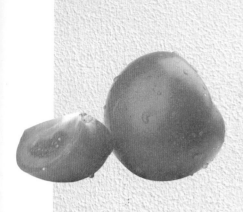

番茄 有利于高血压患者的高钾低钠食物

降压关键词	芦丁、钾、番茄红素
热量	19 千卡 （每100克可食部提供）

番茄含有可防治高血压病的重要维生素——芦丁。番茄属高钾低钠食物，有利于高血压病的防治。番茄独有的番茄红素有利尿和保护心脏的作用，是高血压病患者理想的食疗佳品。

每天适宜吃多少

每天100～150克为宜。

食用宜忌

1.不要吃青番茄。青番茄一般未成熟，含有与发芽的土豆相同的毒性物质龙葵碱，食用后会出现恶心、呕吐、头晕等中毒症状。

2.番茄性微寒，脾胃虚寒者不宜多食。

烹调宜忌

1.番茄不宜加热或烹制时间过长，以免损失过多的维生素。

2.如果烹调时想去除番茄的表皮，宜用刀在其蒂部划个"十"字，然后放入沸水中焯烫30秒，捞入冷水中浸凉后剥去表皮即可。

推荐降压食谱

番茄丝瓜

材料 丝瓜250克，番茄100克。

调料 葱花、盐、味精、植物油各适量。

做法

❶ 丝瓜去皮和蒂，洗净，切滚刀块；番茄洗净，去蒂，切块。

❷ 炒锅置火上，倒入适量植物油，待油温烧至七成热，加葱花炒出香味，放入丝瓜块和番茄块炒熟，用盐和味精调味即可。

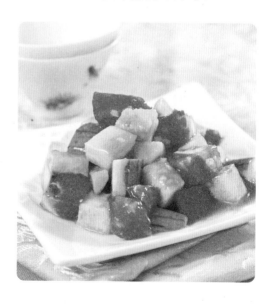

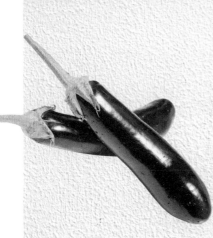

茄子 有益于高血压患者的血管舒张功能

降压关键词	钾、葫芦巴碱、胆碱

热量	21 千卡	（每100克可食部提供）

茄子可以提供大量的钾，钾在人体中能够维持细胞内的渗透压，预防血管破裂，平衡血压，防治高血压；茄子含有的葫芦巴碱、胆碱，具有降低胆固醇的功效，低的胆固醇水平有益于高血压患者的血管舒张功能。

每天适宜吃多少

每天50～100克为宜。

食用宜忌

老茄子，特别是秋后的老茄子含有较多茄碱，对人体有害，一次不宜吃得过多。

茄子属凉性食物，消化不良、容易腹泻者不宜多食。

烹调宜忌

直接油炸会使茄子中的维生素严重损失，使茄子的营养大打折扣。所以，油炸茄子时尽量挂糊上浆，这样可减少营养损失。

推荐降压食谱

番茄茄子

材料 茄子200克，番茄50克。
调料 葱花、盐、鸡精、水淀粉、植物油各适量。

做法

❶ 茄子去蒂，洗净，切滚刀块；番茄洗净，去蒂，切块。

❷ 炒锅置火上，倒入植物油，待油温烧至七成热，炒香葱花，放入茄子块翻炒均匀，加适量清水烧至茄子块八成熟，放入番茄块烧熟，加盐、鸡精、水淀粉拌匀即可。

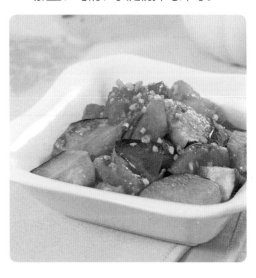

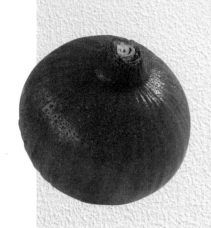

洋葱 促使钠盐排泄，使血压下降

降压关键词	前列腺素A
热量	39 千卡 （每100克可食部提供）

洋葱所含有的前列腺素A是一种较强的血管扩张剂，可降低人体外周血管和心脏冠状动脉的阻力，对抗人体内儿茶酚胺等升高血压的物质，又能促使钠盐的排泄，从而使血压下降。常吃洋葱可稳定血压、软化血管、降低血脂、预防血栓的形成。

每天适宜吃多少

每天150克为宜。

食用宜忌

洋葱易产生挥发性气体，过量食用会产生胀气和排气过多。

洋葱分为紫皮和白皮两种。白皮洋葱肉质柔嫩，水分和甜度皆高，比较适合鲜食、烘烤或炖煮；紫皮洋葱肉质微红，辛辣味强，适合炒或做生菜沙拉。

烹调宜忌

切洋葱前将洋葱浸入热水中3分钟后再切，或将刀用清水冲洗再切，就不会刺激眼睛。

推荐降压食谱

洋葱炒鸡蛋

材料 洋葱1个，鸡蛋2个。

调料 盐、白糖各适量。

做法

❶ 洋葱去老皮和蒂，洗净，切块；鸡蛋磕开，打散，搅匀。

❷ 炒锅置火上，倒油烧热，倒入鸡蛋液炒成块，盛出。

❸ 锅底留油，烧热，放入洋葱块炒熟，倒入鸡蛋块翻匀，调入盐、白糖即可。

（烹饪一点通）

用网兜把洋葱装入其中，用绳扎紧口，悬挂于阴暗通风处，可防潮、防腐。

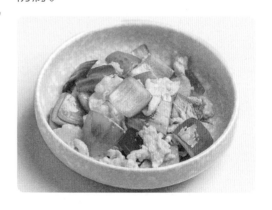

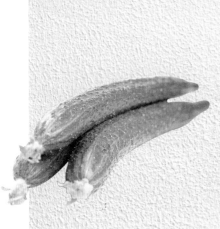

黄瓜 具有降压、预防动脉硬化的功效

降压关键词	丙醇二酸、膳食纤维、烟酸

热量	15 千卡	（每100克可食部提供）

黄瓜中所含的丙醇二酸，可抑制糖类物质转变为脂肪，有助于达到减肥的效果，预防高血压；膳食纤维能够促进人体肠道内腐败物质的排出，对治疗便秘有较好的效果，可以防止由便秘引发的血压升高；烟酸能促使末梢血管扩张并降低血中的胆固醇，从而使黄瓜具有降压、预防动脉硬化的功效。

每天适宜吃多少

每天1根（约150克）为宜。

食用宜忌

1.有肠胃病、肝病、高血压及心血管病的人不要吃腌黄瓜，腌黄瓜含钠量较多，对稳定病情不利。

2.黄瓜与大米一同煮粥，经常食用能减淡雀斑、净白皮肤。

3.黄瓜皮中含有丰富的维生素，食用黄瓜时，可将黄瓜清洗干净，带皮食用，充分利用其营养素。

烹调宜忌

烹调黄瓜时不要把黄瓜尾部全部丢掉，因为黄瓜尾部含有较多的苦味素，有抗癌的作用。

推荐降压食谱

老虎菜

材料 黄瓜150克，青椒50克。

调料 葱丝、醋、盐、鸡精、香油各适量。

做法

❶·黄瓜洗净，去蒂，切丝；青椒洗净，去蒂除籽，切丝。

❷·取盘，放入黄瓜丝、青椒丝和葱丝，用盐、醋、鸡精和香油拌匀调味即可。

（烹饪一点通）

葱丝宜选用去了葱心的葱白切成的葱丝，其辣味温和。

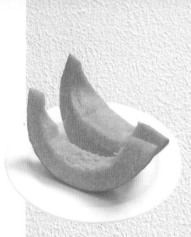

南瓜 促进体内多余的钠排出，辅助降血压

降压关键词	膳食纤维

热量	**22 千卡**	（每100克可食部提供）

南瓜所富含的膳食纤维具有吸附钠的作用，使人体内多余的钠随粪便排出体外，使体内钠的含量降低，从而辅助降血压。

每天适宜吃多少

每天150～200克为宜。

食用宜忌

1.南瓜是一种能暖胃的食物，体寒者可以常吃。如果有胃酸过多的问题，吃南瓜要适量。

2.连续大量吃南瓜，摄入过多胡萝卜素，储存在皮下脂肪中，可能使皮肤发黄。停吃一段时间，黄色可慢慢消退。

烹调宜忌

南瓜不宜与醋一起烹调，醋酸会降低南瓜的营养价值。

推荐降压食谱

河蟹炖南瓜

材料 河蟹1只（约150克），南瓜150克。

调料 葱丝、姜丝、盐、植物油各适量。

做法

❶ 河蟹洗净，切成四块；南瓜去皮除籽，洗净，切块。

❷ 锅置火上，倒入植物油，待油温烧至七成热，炒香葱丝和姜丝，放入河蟹块和南瓜块翻炒均匀，加适量清水煮至南瓜熟透，用盐调味。

营 养 档 案

性味归经

性温，味甘，归脾、胃经。

营养功效

南瓜含有淀粉、蛋白质、胡萝卜素、B族维生素、维生素C及钙、磷等矿物质。具有健脾胃、助消化、减肥、防治咳嗽和咽喉疼痛等功效，对高血压、糖尿病、便秘、肝脏疾病、肾脏疾病及癌症有一定的调养作用。

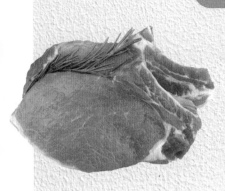

畜肉

猪肉 抑制血管收缩，降低血压

降压关键词	B 族维生素

热量	395 千卡	（每100克可食部提供）

猪肉富含B族维生素，B族维生素具有抑制血管收缩、降低血压的功效。

每天适宜吃多少

每天适宜80～100克。

食用宜忌

1.猪肉富含维生素B_1，在吃猪肉时如果能再吃些大蒜，可延长维生素B_1在人体内的停留时间，有利于消除身体疲劳、促进血液循环。

2.猪肉应完全烹熟后再食用，因为猪肉中有时会有寄生虫，如果吃未烹熟的猪肉，有些寄生虫可能会在人的体内寄生。

烹调宜忌

尽量不要用煎炸、烧烤的方式烹饪猪肉，以免产生苯并芘等致癌物，增加患直肠癌的风险。

推荐降压食谱

木耳肉片汤

材料 水发木耳15克，瘦猪肉50克。

调料 香菜末、葱花、盐、鸡精、植物油各适量。

做法

❶ 水发木耳择洗干净，撕成小朵；瘦猪肉洗净，切片。

❷ 炒锅置火上，倒入植物油，待油温烧至七成热，炒香葱花，放入肉片滑熟，下入木耳翻炒均匀，加适量清水大火烧沸，转中火煮5分钟，用盐和鸡精调味，撒上香菜末即可。

营养档案

性味归经
味甘、咸，性平，归脾、胃、肾经。

营养功效
猪肉富含蛋白质、脂肪、维生素B_1、维生素B_2及钙、磷、铁等矿物质。具有滋补肾阴、填补精髓的功效。可用于肾虚耳鸣、腰膝酸软、遗精、阳痿、烦热、贫血等病症的调养。

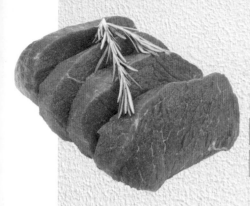

牛肉 适量摄入可降低高血压的发病率

降压关键词	优质蛋白质

热量	**125 千卡**	（每100克可食部提供）

牛肉富含优质蛋白质。蛋白质的摄入与高血压的关系十分密切。最新的医学研究发现，适量多摄入优质蛋白质，高血压的发病率就会降低，可缓解高钠饮食引起的血压升高。

每天适宜吃多少

每天80~100克为宜。

食用宜忌

1.牛肉的肌肉纤维较粗糙且不易消化，老人、幼儿及消化能力较弱的人不宜多吃。

2.寒冬食牛肉，可起到暖胃的功效，是寒冬滋补身体的佳品。

3.牛肉是发物，患有湿疹、疮毒、瘙痒症等皮肤病患者不宜食用；患有肾炎、肝炎者应慎食，以免病情复发或加重。

烹调宜忌

牛肉不易熟烂，烹制时放一个山楂、一块橘皮或一点茶叶，可以使其易烂。

推荐降压食谱

金针牛肉

材料 牛瘦肉400克，金针菇150克。

调料 红尖椒15克，水淀粉10克，淀粉8克，盐2克。

做法

❶ 瘦肉洗净，切薄片，用淀粉、盐拌匀；金针菇洗净，去根；红尖椒洗净，切碎。

❷ 锅置火上，倒油烧至六成热，爆香红尖椒碎。

❸ 加入水、牛瘦肉片和金针菇，炒至将熟，调入盐，用水淀粉勾芡即可。

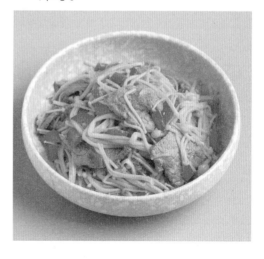

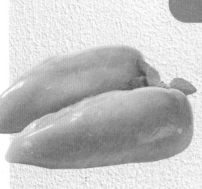

鸡肉 适合身体较弱的高血压患者食用

降压关键词	胶原蛋白

热量	167 千卡	（每100克可食部提供）

有研究表明，鸡肉中的胶原蛋白具有降低血压的作用。胶原蛋白的降压作用类似一种常用的降压药物血管紧张素转化酶抑制剂（ACEI）。鸡肉具有低脂肪、低热量、易消化吸收的特点，是高血压患者摄入动物性蛋白质的首选肉食。此外，鸡肉营养丰富，尤其适合身体较弱的高血压患者食用。

每天适宜吃多少

每天80～100克为宜。

食用宜忌

营养不良、消化道溃疡、慢性胃炎、月经不调、病后虚弱的人适宜食用鸡肉。

烹调宜忌

鸡肉含有谷氨酸钠（味精的主要成分），烹调鸡肉时只需放油、盐、葱、姜、酱油等调料，味道就很鲜美。不宜放花椒、大料等调料，不然会掩盖鸡肉的鲜味。

推荐降压食谱

紫甘蓝鸡丝

材料 紫甘蓝300克，柿子椒、胡萝卜、鸡胸肉各100克。

调料 葱花5克，盐2克，香油少许。

做法

❶ 紫甘蓝洗净，切丝；胡萝卜去皮，洗净，切丝；柿子椒洗净，去蒂除籽，切丝；鸡胸肉洗净，切丝。

❷ 锅置火上，倒入油烧热，放葱花炒香，放入鸡丝和胡萝卜丝煸熟，下入紫甘蓝丝和柿子椒丝翻炒1分钟，用盐、香油调味即可。

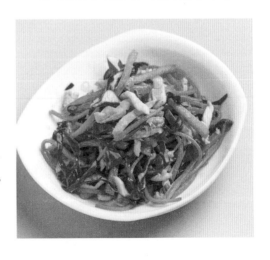

鸡蛋清 对高血压患者有辅助的调养作用

降压关键词	蛋白质

热量	60 千卡	（每100克可食部提供）

研究发现，鸡蛋中的蛋白质可降低血压，降低心脑血管疾病的发病率。当鸡蛋中的蛋白质在体内消化时，会产生ACEI，对高血压有抑制作用。鸡蛋清具有低脂肪、低胆固醇的特点，对有头昏脑涨、咳嗽咯痰及睡眠不安症状的高血压患者有辅助的调养作用。

每天适宜吃多少

每天100克为宜。

食用宜忌

1.患高热、腹泻、肝炎、肾炎、胆囊炎及胆结石的人应忌食或少食鸡蛋清为好。

营养档案

性味归经
味甘，性平，归心、脾、胃、肾经。

营养功效
鸡蛋清富含蛋白质和人体必需的8种氨基酸，可使皮肤白嫩、细滑，还可保护皮肤的弱酸性，以防细菌感染。此外，鸡蛋清还具有清热解毒的作用。

2.婴幼儿不宜一次吃过多的鸡蛋清。因为鸡蛋清不易消化，且其中含有一种抗生物素蛋白，这种蛋白在肠道中与生物素结合后，能阻止食物中多种维生素的吸收，造成婴幼儿维生素缺乏。

烹调宜忌

生鸡蛋清中可能存在沙门氏菌、大肠杆菌等致病微生物，不宜生吃。

推荐降压食谱

芙蓉鱼羹

材料 鳕鱼肉50克，鸡蛋2个，熟核桃仁5克。

调料 盐适量。

做法

❶ 鳕鱼肉挑去细小的鱼刺，洗净，碾成鱼泥；鸡蛋洗净，取蛋清，加适量清水打散；核桃仁擀碎。

❷ 在打散的蛋清中加鱼泥和盐搅匀，送入烧开的蒸锅蒸15分钟，取出，撒上碎核桃仁即可。

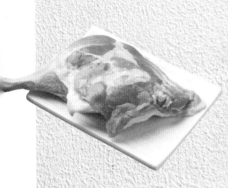

鸭肉 对防治高血压有益的肉食

降压关键词	单不饱和脂肪酸

热量	240 千卡	（每100克可食部提供）

鸭肉含有的单不饱和脂肪酸具有降低胆固醇的功效，对防治高血压有益。据媒体报道，法国西南部加斯科涅地区的居民习惯吃鸭肉，这里的人较少患高血压等心脑血管疾病。

每天适宜吃多少

每天60~80克为宜。

食用宜忌

鸭肉性微寒，胃部冷痛、腹泻清稀、腰痛及寒性痛经的人应忌食鸭肉。

烹调宜忌

炖制老鸭时，加几片火腿或腊肉，可增加鸭肉的鲜香味。

推荐降压食谱

鸭丝拌黄瓜

材料 鸭肉200克，黄瓜300克。

调料 蒜末、香油、盐各2克。

做法

❶ 鸭肉洗净，煮熟，撕成丝；黄瓜洗净，切丝。

❷ 取盘，放入鸭丝和黄瓜丝，加盐、蒜末和香油拌匀即可。

山药炖鸭肉

材料 鸭肉400克，山药200克。

调料 盐3克，葱段、姜片、八角、花椒、香叶、陈皮、黄酒各适量。

做法

❶ 将鸭肉洗净后切块，入冷水中煮开，关火捞出鸭块；山药洗净，去皮，切块。

❷ 锅中加水，放鸭肉、姜片、八角、花椒、香叶、陈皮，大火烧开后放黄酒，转中小火炖50分钟，加盐调味，放山药块再炖15分钟，出锅前加葱段即可。

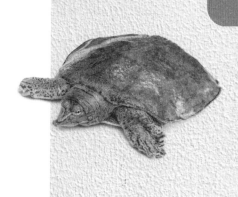

甲鱼 可降低胆固醇，对高血压患者较为有益

降压关键词	蛋白质、磷、碘、铁、维生素 D、动物胶、核黄素、烟酸
热量	118 千卡 （每100克可食部提供）

甲鱼含有的蛋白质、磷、碘、铁、维生素D、动物胶、核黄素、烟酸，有较好的净化血液的功效，经常食用可降低血胆固醇，因而对高血压患者较为有益。

每天适宜吃多少

每天30~50克为宜。

食用宜忌

1.甲鱼具有较强的通血络、散瘀块的功效，孕妇不宜食用，否则易造成流产。

2.胃肠功能虚弱的人应慎吃甲鱼，尤其是患有肠胃炎、胃溃疡、胆囊炎、肝炎等疾病的患者不宜食用。

烹调宜忌

烹制甲鱼一定要选用鲜活的，现吃现宰，不要用死甲鱼，否则对身体有害。

推荐降压食谱

甲鱼百合红枣汤

材料 甲鱼1只（约500克），干百合5克，红枣6枚。

调料 冰糖适量。

做法

❶ 甲鱼宰杀，放净血，去除内脏，刮掉黑皮，斩掉爪尖，洗净，入沸水中焯透，捞出，揭下龟壳，剁块，用水洗净浮沫；干百合用清水泡发，洗净；红枣洗净。

❷ 砂锅加温水置火上，放入焯好的甲鱼块、干百合、红枣，大火烧沸，转小火煮至甲鱼块熟透，放入冰糖煮至溶化即可。

营养档案

性味归经

性平，味甘，归脾、胃经。

营养功效

甲鱼含有蛋白质、脂肪、维生素A、维生素D、维生素B$_2$、钙、磷、铁、碘、烟酸、核黄素、动物胶、角质蛋白等营养成分。能养阴清热、平肝息风、软坚散结。可抑制肿瘤细胞的生长，提高机体的免疫功能。

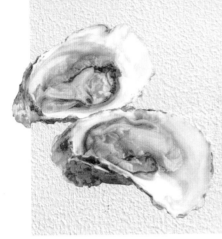

牡蛎 提高机体锌/镉比值，防治高血压及脑血管并发症

降压关键词	锌

热量	73 千卡	（每100克可食部提供）

牡蛎中锌的含量较高。药理实验证明，常食牡蛎肉，可提高机体的锌/镉比值，有利于防治高血压及脑血管并发症。

每天适宜吃多少

每天15～30克（去壳）为宜。

食用宜忌

1.牡蛎性微寒，体虚而有寒者忌食牡蛎。

2.体虚而多热者宜食用牡蛎。

营养档案

性味归经 ————
性微寒，味咸、涩，归肝、心、肾经。

营养功效 ————
牡蛎的营养丰富，所含的营养成分有蛋白质、脂肪、维生素及矿物质，具有镇静安神、健脑益智、益胃生津、缓解疲劳、软坚散结、收敛固涩、生血养血、补钙的功效。

烹调宜忌

牡蛎肉中的泥沙较多，烹调前宜逐个放在水龙头下直接冲洗。

推荐降压食谱

柚子拌牡蛎

材料 牡蛎250克，柚子100克。

调料 葱末、红辣椒各10克，胡椒粉3克，蒸鱼豉油5克。

做法

❶ 红辣椒洗净、切末；柚子去皮、取肉，切碎。

❷ 将葱末、红辣椒末、柚子碎放入碗里，加入胡椒粉、蒸鱼豉油拌匀。

❸ 锅里水烧开，放入牡蛎用大火煮熟（2~3分钟），捞起放入装调料的碗里，拌匀即可。

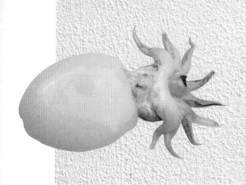

墨鱼 阻止身体分泌促使血压上升的肾上腺素

降压关键词	牛磺酸	
热量	**83 千卡**	（每100克可食部提供）

神经紧张、有压力时容易造成交感神经紧张、血管收缩，导致血压上升，牛磺酸不仅可抑制交感神经的紧张，还能根据紧张和压力的程度阻止身体分泌促使血压上升的肾上腺素。

每天适宜吃多少

每天50克为宜。

食用宜忌

1.墨鱼性凉，脾胃虚寒者不宜常吃。

2.墨鱼是发物，皮肤病患者慎食。

烹调宜忌

1.清洗墨鱼时，最好将墨鱼表面的一层薄膜剥下，这样烹调出的墨鱼味道纯正而没有腥味。

2.墨鱼要烹调熟后再食用，因为墨鱼中有一种多肽成分，食用未烹调熟的墨鱼会导致胃肠功能紊乱。

推荐降压食谱

红椒墨鱼丝

材料 墨鱼150克，红柿子椒50克。
调料 葱丝、盐、植物油各适量。
做法

① 墨鱼去除墨袋，撕去外膜，抽去鞘，洗净，切丝；红柿子椒洗净，去蒂除籽，切丝。

② 炒锅置火上，倒入植物油，待油温烧至七成热，炒香葱丝，放入墨鱼丝翻炒3分钟，放入红柿子椒丝翻炒至断生，用盐调味即可。

营 养 档 案

性味归经 ————
性平，味甘、咸，归肝、肾经。

营养功效 ————
墨鱼富含钙、磷、铁等元素，利于骨骼的发育，可以有效治疗贫血。墨鱼富含人体所需的氨基酸和牛磺酸，可缓解疲劳，恢复视力，改善肝脏功能。它所含的多肽和硒有抗病毒、抗射线的作用，有滋阴养胃、补虚润肤的功效。

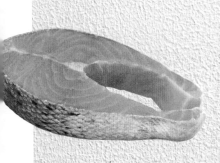

三文鱼 具有降压作用

降压关键词	不饱和脂肪酸	
热量	139 千卡	（每100克可食部提供）

三文鱼含有丰富的不饱和脂肪酸，具有调节血压的作用。实验证明，在膳食中增加不饱和脂肪酸，可使人群血压平均下降约8毫米汞柱，血压正常者和轻型高血压者血压均下降，高血压患者血压下降更为明显。

每天适宜吃多少

每天80克为宜。

营养档案

性味归经
性平，味甘，归肝、肾经。

营养功效
三文鱼所含有的 ω-3 脂肪酸是脑部、视网膜及神经系统所必不可少的物质，有增强脑功能、防治老年痴呆和预防视力减退的功效。三文鱼鱼肝油中还富含维生素D等，能促进机体对钙的吸收利用，有助于青少年的生长发育。

烹调宜忌

1.三文鱼烹调时不宜烧得肉质过烂，八成熟即可，这样既可保持鱼肉的鲜嫩，还可祛除鱼腥味。

2.三文鱼中段、腹部、背部适合做刺身；三文鱼尾部的肉质很结实，适合炒或做汤；三文鱼前段适合煎、烤、炸；三文鱼头适合清蒸或煲汤；三文鱼骨适合炸至酥脆后食用。

推荐降压食谱

清蒸三文鱼

材料 三文鱼肉300克。

调料 葱丝、姜丝各适量，香油3克，盐少许。

做法

❶ 三文鱼肉洗净，切段，撒少许盐抓匀，腌渍30分钟。

❷ 取盘，放入三文鱼，放上葱丝、姜丝、香油，放入烧沸的蒸锅大火蒸10分钟即可。

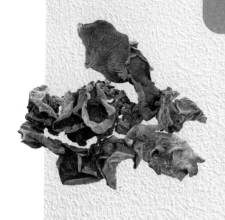

黑木耳 排钠降压，扩张血管

降压关键词	钾	
干木耳	热量	328 千卡
鲜木耳	热量	32 千卡 （每100克可食部提供）

黑木耳的含钾量较高，是优质的高钾食物。补钾对控制高血压与限钠一样有效。增加钾的摄入，一方面能促进钠的排泄，抑制钠的升压效应；另一方面，钾本身有扩张血管的作用，从而使血压降低。

每天适宜吃多少

每天50~70克（水发黑木耳）为宜。

食用宜忌

1.黑木耳易滑肠，患有慢性腹泻的病人应慎食，否则会加重腹泻症状。

2.黑木耳有活血抗凝的作用，有出血性疾病的人不宜食用。

3.尿道结石症患者宜吃黑木耳。

烹调宜忌

泡发干木耳应使用温水。也可用烧开的米汤泡发，可以使木耳肥大松软，味道鲜美。

推荐降脂食谱

木耳酸辣汤

材料 水发木耳25克，鸡血、豆腐干各50克，鸡蛋1个。

调料 葱花、姜末、盐、醋、味精、水淀粉、香油、胡椒粉、植物油各适量。

做法

❶ 木耳去根，洗净，切丝；鸡血和豆腐干洗净，切丝；鸡蛋洗净，磕入碗内，打散。

❷ 锅置火上，倒入植物油，待油温烧至七成热，炒香葱花和姜末，放入鸡血和豆腐干翻炒均匀，淋入适量清水大火烧沸，转中火煮至鸡血熟透。

❸ 放入木耳煮3分钟，淋入蛋液，搅成蛋花，用盐、醋和味精调味，水淀粉勾芡，淋上香油，撒上胡椒粉即可。

（烹饪一点通）

勾芡时水淀粉应缓慢地淋入锅中，边淋边搅拌，淋至锅内的汤汁收到不稠不稀即可。

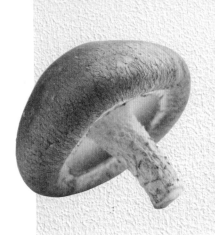

香菇 稳定血压，降低胆固醇

降压关键词	香菇嘌呤、维生素C
热量	19 千卡 （每100克可食部提供）

香菇含有的香菇嘌呤可抑制肝脏中胆固醇的合成，减少血液中的胆固醇，改善动脉硬化并使血压降低。维生素C具有降低胆固醇、稳定血压的作用。

每天适宜吃多少

每天50~100克为宜。

食用宜忌

香菇可作为高血压、高血脂、高胆固醇、心血管疾病、糖尿病及癌症患者的辅助食疗菜肴，可经常食用。

烹调宜忌

1.烹调干香菇前，宜先用冷水将香菇表面冲洗干净，然后伞盖朝下放在温水盆中浸泡，等香菇变软、伞盖张开后，再用手朝一个方向轻轻旋搅，让泥沙沉入盆底，然后用清水漂洗。

2.香菇可同多种食材混合烹调，既可凉拌，又可炒、炖，还可做馅、熬汤等。

推荐降脂食谱

双菇菠菜

材料 菠菜250克，鲜香菇、金针菇各50克。

调料 葱花、盐、植物油各适量。

做法

❶ 菠菜择洗干净，切段，入沸水中焯30秒，捞出，沥干水分；鲜香菇去根，洗净，入沸水中焯透，捞出，切丝；金针菇去根，洗净，入沸水中焯透，捞出。

❷ 炒锅置火上，倒入适量植物油，待油温烧至七成热，放入葱花炒香，倒入香菇、金针菇和菠菜段翻炒2分钟，用盐调味即可。

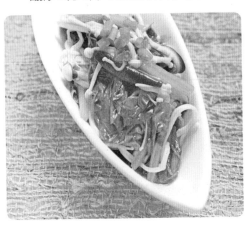

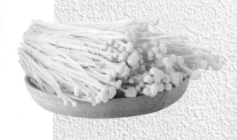

金针菇 抑制血压升高，降低胆固醇

降压关键词	钾、膳食纤维

热量	26 千卡	（每100克可食部提供）

金针菇所含的钾可抑制血压升高、降低胆固醇，防治心脑血管疾病；膳食纤维可吸附胆酸，降低胆固醇，从而防治高血压。

每天适宜吃多少

每天20~30克为宜。

食用宜忌

1.金针菇有补益气血的作用，对妇女产后恢复很有帮助。

2.脾胃虚寒者金针菇不宜吃得太多。

营养档案

性味归经
性寒，味咸，归肝、胃、肠经。

营养功效
金针菇含有18种氨基酸，所含的人体必需氨基酸较全，尤其精氨酸和赖氨酸含量特别丰富，对儿童健康成长及智力发育有益。此外，金针菇还含有多糖体朴菇素，具有抗癌作用，经常食用可防治肝脏系统疾病和胃肠溃疡等。

烹调宜忌

新鲜的金针菇中含有秋水仙碱，它对胃肠黏膜和呼吸道黏膜有强烈的刺激作用，大量食用会出现中毒症状，秋水仙碱很怕热，大火煮10分钟就能将其破坏，所以在食用金针菇前最好用沸水焯烫金针菇。

推荐降压食谱

蒜蓉金针菇

材料 金针菇250克，青椒、红椒各25克。

调料 大蒜、盐、植物油各适量。

做法

❶ 金针菇去根，洗净，放入沸水中焯透，捞出，待用；青椒、红椒分别洗净，去蒂、去籽，切丝，放入沸水中焯一下，捞出，沥干水分；大蒜去皮，剁成蒜蓉。

❷ 炒锅置火上，倒入植物油，待油烧至七成热，爆香蒜蓉，放金针菇翻炒，加入青椒丝、红椒丝炒匀，用盐调味即可。

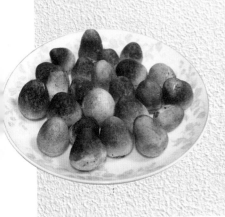

草菇 降低血压，预防及改善动脉硬化

降压关键词	维生素 B$_1$、维生素 B$_2$、钾、膳食纤维、鸟嘌呤核苷、β – 葡聚糖

热量	23 千卡	（每100克可食部提供）

草菇含有的维生素B$_1$、维生素B$_2$、钾、膳食纤维、鸟嘌呤核苷、β –葡聚糖能够降低胆固醇，预防及改善动脉硬化，有降低血压的作用。

每天适宜吃多少

每天50克为宜。

食用宜忌

草菇性寒，畏寒肢冷、脾胃虚寒及大便溏稀者应少吃草菇。

营养档案

性味归经
性寒，味甘，归脾、胃经。

营养功效
草菇维生素C的含量高，草菇所含的蛋白质中，含有多种人体必需氨基酸。能消食清热、补脾益气、滋阴壮阳、护肝健胃、促进创伤愈合、增加乳汁、清暑热、防治维生素C缺乏症、增强人体免疫力。

烹调宜忌

草菇宜炒、熘、烧、烩、蒸、酿，也可做汤，或作各种荤菜的配料。

推荐降压食谱

鸡肉草菇水饺

材料 鸡胸脯肉50克，草菇50克，茴香50克，面粉150克。

调料 葱花、姜末、盐各适量，香油4克。

做法

❶ 草菇择洗干净，切末；茴香洗净，切末。

❷ 鸡胸脯肉洗净，剁成肉末，加葱花、姜末、茴香末、草菇末、盐和香油拌匀，制成饺子馅。

❸ 面粉加水和成面团，搓成长条，揪成若干个剂子，擀成饺子皮，包上馅，下入沸水煮熟即可。

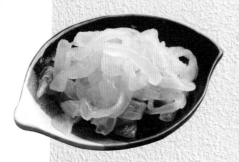

海蜇 扩张血管，降低血压，防治动脉硬化

降压关键词	乙酰胆碱、甘露多糖胶质
热量	33 千卡 （每100克可食部提供）

海蜇含有类似于乙酰胆碱的物质，能扩张血管，降低血压。所含有的甘露多糖胶质对防治由高血压引起的动脉粥样硬化有一定功效。

每天适宜吃多少

每天40～50克为宜。

食用宜忌

1. 从事环卫、纺织、粮食加工等与尘埃接触较多的工作人员宜常吃些海蜇，可以去尘积、清肠胃。

2. 海蜇性凉，脾胃虚寒者慎食。

营养档案

性味归经

性凉，味咸，归肝、肾经。

营养功效

海蜇含蛋白质、碳水化合物、钙、碘及多种维生素。可清热解毒、化痰软坚、降压消肿。可用于气管炎、哮喘、胃溃疡、风湿性关节炎等病症的调养。

烹调宜忌

1. 海蜇在烹调前应用清水浸泡去盐分，洗净泥沙，用热水焯一下，然后再用于烹调。

2. 做凉拌海蜇时应少加醋，不然会使海蜇失去鲜味。

推荐降脂食谱

蜇皮鸡丝汤

材料	鸡胸脯肉100克、海蜇50克。
调料	香菜末、葱花、水淀粉、盐、植物油各适量。

做法

❶ 鸡胸脯肉洗净，切细丝，加水淀粉抓匀，腌渍15分钟；海蜇用清水浸泡去盐分，洗净，放入沸水中快速焯烫，捞出，沥干水分，切丝。

❷ 锅置火上，倒入植物油，待油温烧至七成热，炒香葱花，放入鸡丝和海蜇丝翻炒均匀，加适量温水煮沸，转小火煮5分钟，用盐调味，撒上香菜末即可。

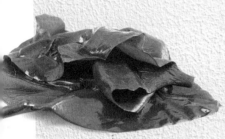

海带 利尿降压，改善高血压

降压关键词	褐藻酸、甘露醇	
热量	12 千卡	（每100克可食部提供）

海带中有一种叫褐藻酸的氨基酸，其含量虽少，但它的降压效果较为明显。海带中所含的甘露醇，有利尿、降压的功效。

每天适宜吃多少

每天30～50克为宜。

食用宜忌

1.海带中富含碘，对脱发和甲状腺肿大患者有疗效，还可预防因碘缺乏造成的智力低下或痴呆症。

2.吃海带后不要马上喝茶，也不要立刻吃酸涩的水果，否则会阻碍铁的吸收。

烹调宜忌

1.海带含有一种有毒金属——砷，因此烹制前应先用清水漂洗，然后浸泡12～24小时，并要勤换水，这样，就可以放心地制作美味了。

2.把干海带隔水蒸半小时左右，然后用清水泡一夜，这样可使海带又脆又嫩。

推荐降脂食谱

海带三丝

材料 海带300克，胡萝卜100克，香菜10克。

调料 蒜末、醋、盐各适量，香油3克。

做法

❶ 海带洗净，放蒸锅中蒸30分钟，取出，用清水浸泡片刻，捞出，沥干，切成约10厘米长的丝。

❷ 胡萝卜洗净，切丝；香菜洗净，取梗，切长段。

❸ 将切好的食材盛盘，倒入蒜末、醋、盐、香油拌匀即可。

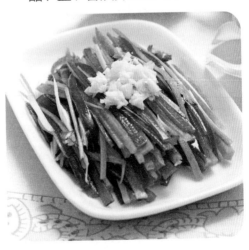

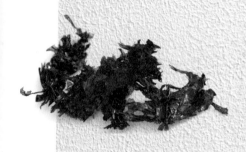

紫菜 预防脑血栓等高血压并发症

降压关键词	藻朊酸钠、锗、红藻素

热量	**207 千卡**	（每100克可食部提供）

紫菜中含有的藻朊酸钠和锗，可促进镉等有害物质的排出，有助于高血压病的防治。紫菜中的红藻素可预防脑血栓等高血压并发症。

紫菜富含胆碱和钙、铁，可增强记忆，有助于治疗妇女贫血，促进骨骼、牙齿的生长和保健。紫菜含有一定量的甘露醇，有助于消除水肿。

每天适宜吃多少

每天5~15克为宜（干紫菜）。

食用宜忌

紫菜适宜水肿、脚气、肺病初期、甲状腺肿大、心血管病和患各类肿块的患者食用。

烹调宜忌

紫菜中富含牛磺酸，而甘蓝富含维生素B$_6$。两者宜搭配烹调，从而更好地发挥其各自的营养功效。

推荐降压食谱

紫菜蛋花汤

材料 干紫菜25克，鸡蛋1个（约60克），虾皮少许。

调料 葱花、香菜段、盐各适量，香油3克。

做法

① 紫菜撕碎，放入汤碗内；虾皮用开水泡软；鸡蛋磕入碗内，搅匀。

② 炒锅倒香油烧至七成热，下葱花炒出香味，加水和虾皮，用小火煮沸，调入盐，淋入蛋液，放入香菜段，冲入汤碗即可。

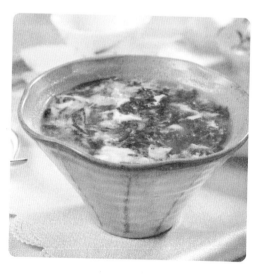

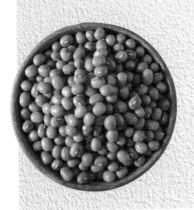

绿豆 降低血压并维持血压的稳定

降压关键词	钾

热量	316 千卡	（每100克可食部提供）

绿豆具有降压明目的功效。现代研究表明，绿豆含钾量较高，是一种高钾低钠的食物，可降低血压和维持血压的稳定。

每天适宜吃多少

每天50克为宜。

食用宜忌

1.服用温补性药物时不要吃绿豆，以免降低药效。

2.绿豆性凉，脾胃虚寒、肾气不足、腰痛的人不宜多吃。

营养档案

性味归经
性凉，味甘，归心、胃经。

营养功效
绿豆富含磷脂、胡萝卜素、维生素B₁、维生素B₂、维生素C、烟酸、蛋白质、糖类及钙、磷、铁等多种营养成分。可为人体重要脏器提供营养；具有抗过敏的作用，可辅助治疗荨麻疹；对葡萄球菌以及某些病毒可起到抑制作用；还可清热降暑、解毒、止渴利尿。

烹调宜忌

1.煮绿豆忌用铁锅，因为绿豆皮中所含的单宁遇铁后会发生化学反应，生成黑色的单宁铁，并使绿豆的汤汁变为黑色，影响味道且不利于人体的消化吸收。

2.绿豆不要烹煮得过烂，不然会破坏其所含有的维生素和有机酸，降低清热解毒的功效。

推荐降压食谱

绿豆牛奶冰

材料 绿豆100克，牛奶150克，冰块100克。

调料 白糖15克。

做法

❶ 绿豆淘洗干净，用清水浸泡4小时；冰块用刨冰机打成冰屑，放入透明的玻璃杯中。

❷ 锅置火上，放入绿豆及适量清水，大火烧沸后转小火煮至绿豆熟软且汤汁黏稠，加白糖调味，自然冷却，取适量放在杯中的冰屑上，淋入牛奶即可。

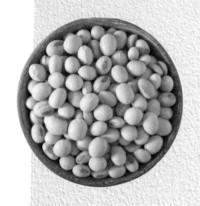

黄豆 抵抗钠离子造成的血压升高

降压关键词	钾
热量	359 千卡 （每100克可食部提供）

黄豆含有丰富的钾元素，每100克黄豆含钾量高达1503毫克，比一些蔬菜、水果的含钾量都要高。钾元素可以抵抗钠离子使血压升高的作用。长期服用含有利尿成分降压药的高血压患者，经常吃些黄豆，能及时补充随尿液排出的钾元素。

每天适宜吃多少

每天50克（湿豆）为宜。

食用宜忌

黄豆在消化过程中易产生气体，造成肚胀，因此有严重肝病、肾病、痛风、消化不良和慢性消化道疾病的人应少吃。

烹调宜忌

黄豆有豆腥味，烹调前用盐水洗一下或在烹调黄豆时滴几滴黄酒，均可以减淡其豆腥味。

推荐降脂食谱

茭白烧黄豆

材料 嫩茭白250克，水发黄豆100克。

调料 葱花、盐、鸡精、水淀粉、植物油各适量。

做法

❶ 茭白去皮削根，洗净，切块；水发黄豆洗净。

❷ 锅置火上，倒入适量植物油，待油温烧至七成热，放葱花炒香，倒入黄豆翻炒均匀。

❸ 淋入适量清水烧至黄豆八成熟，放入茭白块烧熟，用盐和鸡精调味，水淀粉勾芡即可。

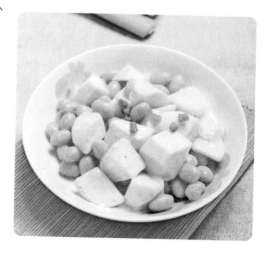

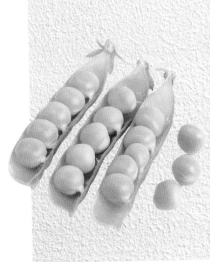

豌豆（豌豆苗） 排钠降压，预防动脉粥样硬化

降压关键词	膳食纤维、铬、钾	
干豌豆	热量	359 千卡
鲜豌豆	热量	119 千卡
豌豆尖	热量	22 千卡
豌豆苗	热量	34 千卡

（每100克可食部提供）

豌豆（豌豆苗）中的膳食纤维能促进大肠蠕动，保持大便通畅，可以防止由便秘引发的血压升高；所含有的铬有利于糖和脂肪的代谢，预防动脉粥样硬化和高血压病；含有的钾可有效排出人体内过剩的钠，从而达到降低血压的效果。

每天适宜吃多少

每天50克为宜。

营养档案

性味归经
性平，味甘，归心、脾、胃、大肠。

营养功效
豌豆苗富含蛋白质、膳食纤维、维生素B$_1$、维生素B$_2$、维生素C、胡萝卜素、硫胺素、烟酸等多种营养素，还含有钙、磷、铁、硒等矿物质。可抗菌消炎、清肠利便、增强免疫力。

食用宜忌

1.在吃禽类、畜类等动物性食物时可以搭配吃些豌豆苗，具有抗疲劳、增强机体抵抗力的功效。

2.有脚气及下肢浮肿的人适宜食用豌豆苗。

推荐降脂食谱

豌豆烧鲜蘑

材料 豌豆粒150克，鲜蘑菇50克。

调料 葱花、盐、鸡精、水淀粉、植物油各适量。

做法

❶ 豌豆粒洗净；鲜蘑菇去根，洗净，撕成小片。

❷ 炒锅置火上，倒入植物油，待油温烧至七成热，炒香葱花，放入蘑菇和豌豆粒翻炒均匀，盖上锅盖烧至豌豆粒熟透，用盐和鸡精调味，水淀粉勾芡即可。

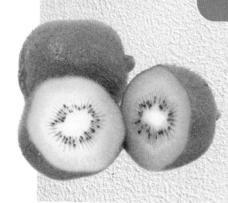

猕猴桃 对高血压有预防和辅助调养作用

降压关键词	维生素C

热量	56 千卡	（每100克可食部提供）

猕猴桃所富含的维生素C有降低胆固醇及甘油三酯的作用，对高血压有预防和辅助调养的作用。老年高血压病患者血液中维生素C含量高者，其血压较低。

每天适宜吃多少

每天100～200克，大概是2～3个。

食用宜忌

1.猕猴桃富含维生素C，情绪低落、爱吃烧烤的人应常吃些猕猴桃。

2.如果猕猴桃比较硬，可将其与苹果放在一起，很快就会变软。

烹调宜忌

猕猴桃与其他食材烹炒成菜时，其翻炒时间不宜过久，不然会损失其所富含的维生素C。

推荐降脂食谱

猕猴桃虾仁沙拉

材料 猕猴桃150克，虾仁5个。

调料 千岛沙拉酱适量。

做法

❶ 猕猴桃洗净，去皮，对半切开，用挖球器挖出果肉，做成猕猴桃盅,果肉切丁；虾仁洗净，挑去虾线，煮熟，捞出，沥干水分。

❷ 将虾仁、猕猴桃肉放入猕猴桃盅内，淋上千岛沙拉酱即可。

蜜汁鲜果

材料 苹果、猕猴桃、菠萝肉各100克，红樱桃50克。

调料 蜂蜜适量。

做法

❶ 苹果洗净，去蒂除核，切块；猕猴桃洗净，去皮，切块；菠萝肉切块；红樱桃洗净。

❷ 苹果块、猕猴桃块和菠萝块一同摆入盘内，均匀地淋上蜂蜜，点缀上红樱桃即可。

苹果 降低血压，减少脑卒中的发生率

降压关键词	钾

热量	52 千卡

（每100克可食部提供）

苹果富含钾，钾可与人体内过剩的钠结合并使其排出体外，起到软化血管壁、降低血压的作用。同时苹果所含有的钾还可降低脑卒中的发生率。

每天适宜吃多少

每天1~2个（100~200克）为宜。

食用宜忌

1.苹果宜现吃现切，切开后放置时间长不仅会被氧化变黑，而且营养素会损失。

2.怀孕早期的女性每天吃1个苹果可减轻早孕反应。

3.苹果具有一定的抗炎、抗病毒作用，常吃苹果可增强人体抵御病毒感染的能力。

香蕉 抵制钠离子升压及损坏血管的作用

降压关键词	钾、血管紧张素转化酶抑制物质

热量	91 千卡

（每100克可食部提供）

香蕉可提供较多可降低血压的钾元素，有抵制钠离子升压及损坏血管的作用。科学家还从香蕉中发现了一种可抑制升高血压的物质——血管紧张素转化酶抑制物质。

每天适宜吃多少

每天1~2根（75~150克）为宜。

食用宜忌

1.香蕉具有润肠通便的功效，经常便秘的人适宜常吃些香蕉，对便秘有一定的缓解和治疗作用。

2.胃酸过多者不宜食用香蕉；胃痛、消化不良、腹泻者不宜多吃香蕉。

3.香蕉不宜放入冰箱内，因为低温下香蕉的皮会发黑，且果肉变得软烂，口感也变坏，甚至会出现斑块或腐烂，不利于存放。

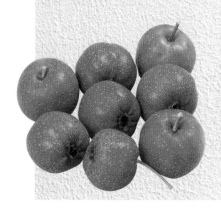

山楂 利尿、扩张血管从而降低血压

降压关键词	类黄酮、山楂酸、柠檬酸

热量	95 千卡	（每100克可食部提供）

山楂中含有的类黄酮、山楂酸、柠檬酸具有利尿、扩张血管而降低血压的作用。

每天适宜吃多少

每天3~4个（20~25克）为宜。

食用宜忌

1.儿童、胃酸分泌过多者、病后体虚及患牙病者不宜食用山楂。

2.消化不良者、心血管疾病患者、癌症患者、肠炎患者适宜食用山楂。

3.孕妇不宜吃山楂，因为山楂可刺激子宫收缩，易诱发流产。

烹调宜忌

不宜用铁锅烹煮山楂，因为山楂中含有果酸，会与铁发生化学反应，食用后有可能引起中毒。

推荐降脂食谱

山楂肉丁

材料 瘦猪肉250克，鲜山楂50克。

调料 葱花、盐、鸡精、植物油各适量。

做法

❶ 瘦猪肉洗净，切丁；鲜山楂洗净，切成两半，去蒂除籽。

❷ 炒锅置火上，倒入植物油，待油温烧至七成热，炒香葱花，放入肉丁翻炒至肉色变白，放入山楂翻炒均匀，加适量清水焖烧5分钟，用盐和鸡精调味即可。

（烹饪一点通）

新鲜的成熟山楂外表呈深红色，鲜亮而有光泽，果实丰满、圆鼓。

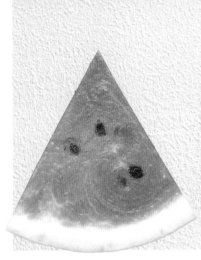

西瓜（西瓜皮）

利尿降压，软化及扩张血管

降压关键词	瓜氨酸、精氨酸、苷类

热量	25 千卡	（每100克可食部提供）

西瓜瓤所含的瓜氨酸和精氨酸具有利尿、降压的功效，西瓜含有的苷类也有利尿、降压的作用；西瓜子中含一种皂苷，具有降低血压的功效。此外，西瓜皮营养十分丰富，其含有一种可消炎、降压，减少胆固醇沉积的物质，从而可软化及扩张血管，有效预防心血管疾病的发生。

每天适宜吃多少

每天150～200克为宜。

食用宜忌

1.西瓜一次不宜吃得过多，不然会冲淡胃液，降低胃酸浓度，造成消化不良。

2.西瓜是夏令瓜果，冬季不宜多吃。并且不要吃刚从冰箱里拿出来的西瓜。

3.西瓜性寒，脾胃虚寒的人一次不宜吃得太多。

4.西瓜切开后，在室温保存超过24小时，建议不要食用。切开后，如需超过16小时以上再食用，应盖上保鲜膜放入冰箱储存。

推荐降脂食谱

绿豆西瓜粥

材料 西瓜皮、大米各50克，绿豆25克。

调料 葱花、盐、鸡精、植物油各适量。

做法

❶·将绿豆挑去杂质，用清水浸泡6~12小时，洗净；削去西瓜皮的外皮，片去红瓤，洗净，切丁；将大米淘洗干净。

❷·锅置火上，倒入大米和绿豆，加适量清水大火煮沸，转小火煮至大米和绿豆熟烂的稠粥，放入西瓜皮丁煮5分钟即可。

(烹饪一点通)

用浸泡过绿豆的水煮粥，可较好地保留绿豆中的营养。

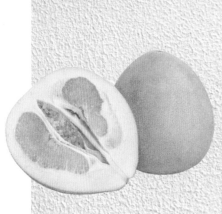

柚子 好似天然降压药

降压关键词	钾

热量	41 千卡	（每100克可食部提供）

柚子含有对高血压患者有益的矿物质——钾，含钠量低，是高血压患者适宜常吃的食疗水果。但在服用降压药时忌同时吃柚子，不然就好比服用过量的降压药，会使血压明显下降，严重的可诱发心绞痛、心肌梗死或脑卒中。

每天适宜吃多少

每天50克为宜。

营养档案

性味归经
性寒，味甘、酸，归肺、脾经。

营养功效
柚子富含维生素C、叶酸、果胶、钾、铬等营养成分，具有化痰、止咳、理气、止痛的功效。还可用于咳喘、食滞、气郁胸闷、腹冷痛、疝气等病症的辅助调养。

食用宜忌

1.柚子皮具有化痰、润喉、暖胃的功效。

2.患胃病、消化不良、慢性支气管炎、咳嗽、心脏病、脑病及肾病患者尤其适合食用柚子。

3.脾虚便溏者应慎食柚子。

推荐降脂食谱

蜂蜜柚子茶

材料 柚子1个，蜂蜜20克。
做法

❶ 柚子洗净，剥出果肉，去除薄皮及子，用勺子捣碎。

❷ 将柚子皮、果肉放入锅中，加水同煮，水沸后转为小火，并不停搅拌，熬至黏稠、柚皮金黄透亮即可。

❸ 待柚子汤汁冷却，放蜂蜜搅匀，装入干净空瓶中，放冰箱冷藏1周左右。食用时取适量用温水冲调即可。

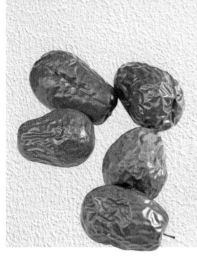

红枣 软化血管从而使血压降低

降压关键词	芦丁

热量	**122 千卡**	（每100克可食部提供）

红枣所含有的芦丁是一种通过软化血管而使血压降低的物质，对高血压病有防治效果。

每天适宜吃多少

每天5~10枚（10~30克，非干品）。

食用宜忌

1.服用退烧药时忌食红枣。

2.龋齿疼痛、下腹胀满、便秘者不宜吃红枣。

3.红枣一次不宜吃得过多，不然会出现胃酸过多、腹胀等不适感。

4.红枣富含铁，适宜因月经过多而引起贫血的女性食用。

烹调宜忌

枣皮中含有丰富的营养成分，炖汤或煮粥时应连皮一起烹调，可有效保留营养。

推荐降脂食谱

莲藕粥

材料 莲藕30克，大米50克，红枣5枚。

做法

❶ 莲藕去皮，洗净，切丁；大米淘洗干净；红枣洗净。

❷ 锅内加适量清水置火上，放入藕丁、大米和红枣，大火煮沸，转小火煮至米粒熟烂的稀粥即可。

营 养 档 案

性味归经

性平、温，味甘，归脾、胃经。

营养功效

红枣最突出的特点是维生素的含量较高，有"天然维生素丸"的美誉。红枣含铁、钾、钙、磷、油酸、亚油酸、桦木酸、果糖、葡萄糖等，具有宁心安神、益智健脑、增强食欲、保护肝脏、预防结石的功效。药理研究发现，大枣可增强人体免疫力，提高机体抗癌能力。

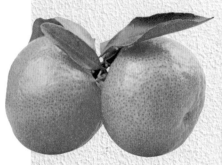

橘子 扩张血管的同时起到降压作用

降压关键词	橙皮苷、维生素C、钾

热量	51千卡	（每100克可食部提供）

橘子含有的橙皮苷对周围血管具有明显的扩张作用，能够起到降压效果。其所含有的维生素C和钾同样具有降压功效。

每天适宜吃多少

每天1~2个（50~100克）为宜。

食用宜忌

1.橘子最好即买即食，放置时间过久其所含的营养素会损失。

2.风寒咳嗽、痰饮咳嗽者不宜食用橘子。

3.橘子一次不宜食用过多，不然易导致皮肤黄斑、目赤、牙痛、痔疮等症。

4.橘子不宜与螃蟹同食，易导致腹泻。

推荐降脂食谱

烩水果

材料 香蕉、鸭梨、苹果、橘子、桃各50克。

调料 冰糖适量。

做法

❶ 香蕉去皮，洗净，切片；苹果、鸭梨去皮除核，洗净，切成2厘米见方的块；橘子去皮，分瓣；桃洗净，去核，切丁。

❷ 锅置火上，放入适量清水烧沸，加冰糖熬至溶化，倒入大碗里，凉一凉后放入冰箱的冷藏室冷藏40分钟。

❸ 将所有水果一同放入盘内，倒入冷藏过的冰糖水即可。

营养档案

性味归经
性凉，味甘、酸，归肺、胃经。

营养功效
橘子含有类黄酮、单萜、香豆素、类胡萝卜素，具有止咳平喘、促进消化、保肝利胆、解酒止咳、抗炎症、抗过敏、降血压、预防动脉硬化的功效，可用于治疗胸膈结气、呕逆少食、口中干渴、肺热咳嗽。

桑葚 可缓解高血压性头痛

降压关键词 维生素E、钾、软脂酸

热量 49千卡

（每100克可食部提供）

桑葚含有的维生素E、钾、软脂酸，能有效地扩充人体的血容量，缓解高血压，还可防止动脉硬化。对高血压性头痛可起到一定的缓解作用。

每天适宜吃多少

每天30～50克为宜。

食用宜忌

1.少年白发、病后体虚、体弱、习惯性便秘者适宜常吃些桑葚。

2.桑葚性寒，便溏者不宜食用。

3.熬煮桑葚时忌用铁器。

营养档案

性味归经

性寒，味甘、酸，归肺、肝、肾、大肠经。

营养功效

桑葚含苹果酸、维生素B$_1$、维生素B$_2$、维生素C、挥发油、矿物质等。具有补益肝肾的功效。可用于神经衰弱、失眠、须发早白、腰膝酸软无力、水肿、习惯性便秘、病后体弱、遗精、贫血等病症的辅助调养。

乌梅 缓解由高血压引起的头晕、失眠等症状

降压关键词 枸橼酸、苹果酸、琥珀酸

热量 219千卡

（每100克可食部提供）

乌梅富含的枸橼酸、苹果酸、琥珀酸具有降压、安眠、清热生津的功效。比较适宜头晕、夜间难以入睡的高血压患者食用。

每天适宜吃多少

每天5～10克为宜。

食用宜忌

1.胃酸过多者忌食乌梅。

2.夏季适宜将乌梅与砂糖煎水做成酸梅汤饮用，可生津止渴、清凉解暑。

营养档案

性味归经

性平，味酸、微涩，归肝、脾、肺、胃、大肠经。

营养功效

乌梅含有柠檬酸、苹果酸、琥珀酸、糖类、谷甾醇、维生素C等成分，具有抗菌、敛肺止咳、涩肠止泻、生津止渴、安蛔止痛的功效。可用于久咳、干咳、久泻久痢、口干渴及蛔虫引起的胆绞痛等病症的调养。

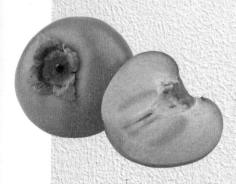

柿子 有效预防冠心病、心绞痛等高血压并发症

降压关键词	黄酮苷
热量	71 千卡 （每100克可食部提供）

柿子中含有的黄酮苷可降低血压，软化血管，增加冠状动脉血流量，改善心血管功能，有效预防冠心病、心绞痛等高血压并发症。

每天适宜吃多少

每天1个（中等大小，约100克）为宜。

食用宜忌

1.空腹不宜吃柿子，易引发胃柿石症，出现胃痛、恶心、呕吐等不适症状。

2.吃柿子时尽量不吃柿子皮，因为柿子皮富含鞣酸，吃后易引发胃肠不适。

3.患有慢性胃炎、消化不良等胃动力功能低下者、胃大部分切除术后的患者不宜食用柿子。

4.柿子含糖量较高，糖尿病患者不宜吃。

推荐降压食谱

柿饼花生汤

材料 柿饼3个，花生仁50克。
调料 冰糖适量。
做法

❶ 柿饼去蒂，洗去浮尘，切大丁；花生仁洗净，用清水浸泡3~4小时。

❷ 锅置火上，放入花生仁、柿子和适量清水煮至花生仁熟软，加冰糖煮至化开即可。

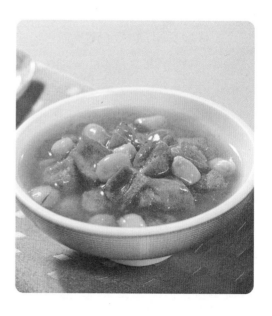

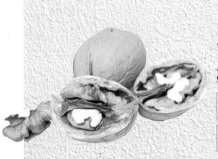

核桃 降低血压，防治动脉粥样硬化

降压关键词	不饱和脂肪酸

热量	627 千卡	（每100克可食部提供）

核桃含有多种脂肪酸，其中80%以上为不饱和脂肪酸，且近一半为亚油酸，具有降低血压、防治动脉粥样硬化的作用。

每天适宜吃多少

每天20克为宜。

食用宜忌

1.吃核桃仁时，不要把核桃仁表面的褐色薄皮剥掉，这样会损失一部分营养。

2.便秘者适宜食用核桃，因为核桃中的脂肪含量丰富，有润肠的作用。

3.尽量不要购买过于白净漂亮的核桃，这种核桃很可能是用硫黄熏蒸，或是用双氧水泡过的，对健康不利。

推荐降压食谱

核桃仁拌芹菜

材料 核桃仁50克，芹菜200克。

调料 盐、鸡精、香油各适量。

做法

❶ 核桃仁挑去杂质；芹菜择洗干净，放入沸水中焯透，捞出，凉凉，沥干水分，切段。

❷ 炒锅置火上，倒入植物油，待油温烧至五成热，放入核桃仁炒熟，盛出。

❸ 取盘，放入芹菜段和核桃仁，加盐、鸡精和香油调味即可。

核桃仁粥

材料 去皮核桃仁50克，粳米50克。

调料 白糖适量。

做法

❶ 核桃仁碾碎；粳米淘洗干净。

❷ 将粳米和核桃仁同放入锅中，加水500毫升左右，用大火烧开，改中火煮至米粒开花，加白糖搅匀即可。

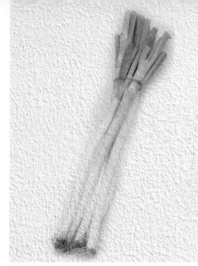

大葱 有利于降压并保持血管的正常功能

降压关键词	前列腺素 A_1、钾、钙
热量	30 千卡　（每100克可食部提供）

现代医学研究表明，大葱含有的前列腺素 A_1 是类似激素的物质，有一定的降压作用。葱中所含有的钾和钙，有利于降压。经常食用大葱，可使胆固醇不易在血管壁上沉积，有利于保持血管的弹性，有助于防治高血压病。

每天适宜吃多少

每天10～30克为宜。

食用宜忌

1. 近视或有眼病的人食用大葱不宜过量。患有胃肠道疾病特别是溃疡病的人不宜多食大葱。

2. 大葱对汗腺的刺激作用较强，有腋臭的人在夏季应慎食；多汗者应忌食。

烹调宜忌

1. 大葱的加热时间不宜过久，因为加热过久会破坏大葱中的大蒜素，减弱其杀菌的功效。

2. 大葱叶富含维生素A，尽量保留，不应轻易丢弃不用。

推荐降压食谱

葱炮肉

材料 瘦猪肉250克，葱丝50克。

调料 料酒、水淀粉、姜丝、盐、鸡精、植物油各适量。

做法

❶ 瘦猪肉洗净，切片，加料酒和水淀粉抓匀。

❷ 炒锅置火上，倒入植物油，待油温烧至七成热，炒香姜丝，放入猪肉片滑熟，放入葱丝翻炒3分钟，用盐和鸡精调味即可。

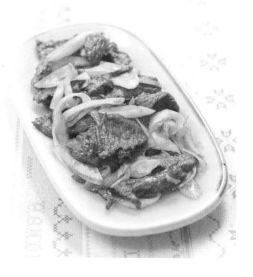

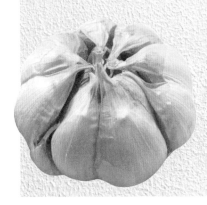

大蒜 有助于降压，使血压正常化

降压关键词	大蒜素、硒

热量	**126 千卡**	（每100克可食部提供）

大蒜含有大蒜素和硒，均有助于降压，使血压保持在正常水平。有研究表明，高血压患者每天早晨吃1~2个糖醋蒜头，可收到较好的降压效果。

每天适宜吃多少

生蒜2~3瓣（6~8克），熟蒜3~4瓣（8~10克）。

食用宜忌

1.预防和治疗感染性疾病应生食大蒜。

2.大蒜能使胃酸分泌增多，大蒜素有刺激作用，有胃肠道疾病特别是有胃溃疡和十二指肠溃疡者不宜食用。

3.发了芽的大蒜食疗效果甚微，应酌量食用。

烹调宜忌

烹制大蒜不宜时间过长，以免破坏其杀菌、抗病毒的有效成分。

推荐降压食谱

蒜味番茄

材料 番茄150克，蒜末25克。
调料 盐、鸡精、香油各适量。
做法

❶ 番茄洗净，去蒂，切瓣。
❷ 取盘，放入番茄，用蒜末、盐、鸡精和香油调味即可。

大蒜烧茄子

材料 茄子200克，大蒜25克。
调料 花生油、姜末、酱油、盐、清汤、葱花、白糖、淀粉、味精各适量。
做法

❶ 茄子去皮、蒂，切成大片，剞十字花刀，改成长方块。蒜瓣切成两半，待用。白糖与淀粉加水，调成芡汁。
❷ 锅入油烧热，放入蒜瓣炸出香味，将茄子入锅翻炒，下入姜末、酱油、盐及清汤，烧沸后用文火焖10分钟，撒入葱花，用调好的芡汁勾芡，调入味精即成。

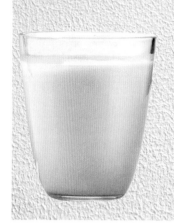

脱脂牛奶 有助于维持血压的稳定

降压关键词	钙	
热量	33 千卡	（每100克可食部提供）

脱脂牛奶富含钙，有助于维持血压的稳定。因为高血压的发生与血钠、血钙比例是否均衡有关，当血钠过高、血钙又过低时，血压就会明显上升。

每天适宜吃多少

每天200~250克为宜。

食用宜忌

1.脱脂牛奶不适合婴幼儿食用。

2.不要将牛奶暴露在明亮的灯光或太阳光下，这样牛奶容易产生异味，还会降低维生素B_2、维生素B_6等营养成分的含量。

3.空腹喝牛奶不容易消化吸收，牛奶的营养得不到充分利用。

烹调宜忌

牛奶可以加热饮用，但不宜煮沸。因为煮沸后，牛奶蛋白质受高温作用会由溶胶状态转变成凝胶状态，不利于消化吸收，同时牛奶中的B族维生素也有不同程度的破坏。

推荐降压食谱

奶香燕麦米饭

材料 脱脂牛奶250克，大米100克，燕麦片50克。

做法

❶ 大米和燕麦片分别淘洗干净。

❷ 将大米和燕麦片放入电饭锅内，加脱脂牛奶和适量清水蒸熟即可。

烤布丁

材料 鸡蛋1个，脱脂牛奶250克。

调料 白糖适量。

做法

❶ 鸡蛋磕入碗内，打散，与脱脂牛奶和白糖拌匀，倒入烧烤专用杯中。

❷ 烤箱预热至160℃，在烤盘上放上一碟水，放入烤杯，中火烤15分钟即可。

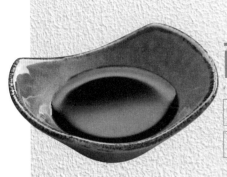

醋 改善高血压的作用较强

降压关键词	精氨酸	
热量	31 千卡	（每100克可食部提供）

醋中含有的精氨酸有降血压的功效。当人体分泌的血管紧张素Ⅰ转变成血管紧张素Ⅱ时，血压就会上升。而精氨酸有抑制血管紧张素转化酶的作用，抑制使血管紧张素Ⅰ转变成血管紧张素Ⅱ的酶。

每天适宜吃多少

每天5~20毫升为宜。

食用宜忌

1.正在服用某些药物（如抗生素、碱性药、磺胺类药、解表发汗类中药）的人不宜食用醋。

2.胃溃疡及胃酸过多者不宜食用醋，会导致胃病加重。

3.肝硬化患者和骨头受伤的人，最好不要食用醋。

烹调宜忌

1.醋宜用于烹制带骨的食材，如排骨、鱼类等，可使骨刺软化，促进骨中的矿物质如钙、磷溶出，增加营养成分。

2.醋可以用于需要去腥解腻的食材，如烹制水产品或肚、肠、心等动物脏器，可消除异味和腥臭。对一些腥臭味较重的食材烹调前可以用醋浸泡，能减淡腥臭味。

推荐降压食谱

糖醋菜花

材料 菜花250克。

调料 盐、醋、白糖、鸡精、辣椒油各适量。

做法

❶ 菜花择洗干净，掰成小朵，放入沸水中焯烫1分钟，捞出，凉一凉，沥干水分。

❷ 取盘，放入焯好的菜花，加盐、醋、白糖、鸡精和辣椒油拌匀即可。

（烹饪一点通）

菜花不宜用沸水焯烫时间过长，以免使菜花失去爽脆的口感。

绿茶 通过血管舒张而使血压下降

降压关键词	咖啡因、儿茶素

干茶叶	热量	296 千卡

（每100克可食部提供）

绿茶中一定剂量的咖啡因和儿茶素可以使高血压患者的血压降低，还能使血管松弛，消除痉挛，增加血管的有效直径，通过舒张血管而使血压下降。

每天适宜吃多少

每天10~15克为宜。

食用宜忌

1.哺乳期妇女、孕妇及儿童忌饮绿茶。

2.饭后忌立即喝绿茶。

用法宜忌

1.不宜用茶水送服药物，因为绿茶水会降低药效。

2.人参、西洋参不宜和绿茶一同食用。

玉米油 较适宜肝阳上亢型、痰浊中阻型的高血压患者食用

降压关键词	不饱和脂肪酸

热量	899 千卡

（每100克可食部提供）

玉米油中的不饱和脂肪酸含量高达80%，可降低血中的胆固醇，软化动脉血管，是高血压患者的理想食用油。经常吃些玉米油可预防冠心病、心肌梗死等高血压并发症。

每天适宜吃多少

每天25克为宜。

烹调宜忌

1.用玉米油炸食物的次数不宜超过3次。

2.用玉米油烹调时，不宜加热至冒烟，不然玉米油中的营养会损失。

营养档案

性味归经

性平，味甘，归脾、胃经。

营养功效

玉米油富含维生素A、维生素D、维生素E。玉米油含有的维生素E能清除人体内的氧自由基，具有防治夜盲症、干眼症、皮炎的功效。玉米所含有的维生素D能促进人体对钙的吸收和利用，对骨骼的发育较为有益。

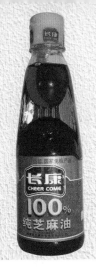

芝麻油 可减少降压药物的服用量

降压关键词	维生素 E、卵磷脂、芝麻素、芝麻酚
热量	56 千卡 （每100克可食部提供）

芝麻油所含有的维生素E、卵磷脂、芝麻素、芝麻酚可防治高血压病。一项新的研究显示，经常吃些芝麻油可明显降低高血压的发病率，还会减少高血压患者为降低血压所必须服用的降压药物的数量。

每天适宜吃多少

每天10克为宜。

食用宜忌

芝麻油不宜一次食用过多，否则，不利于消化吸收，还容易诱发胰腺炎及胆囊炎。

烹调宜忌

炸过一次食物的芝麻油可用来炒菜，但不宜再次用其炸制食物。

推荐降压食谱

银丝卷

材料 面粉150克。

调料 酵母、芝麻油适量。

做法

❶ 将适量酵母用35℃的温水溶化并调匀；面粉放入容器中，慢慢地加酵母水和适量清水搅拌均匀，揉成面团，醒发40分钟。

❷ 取下1/3的面团擀成长方形面皮；剩下的面团擀成薄面皮，刷上一层芝麻油，切细丝。

❸ 用擀好的长方形面皮卷入切好的面丝，切段，醒发30分钟，送入蒸锅蒸熟即可。

（烹饪一点通）

切丝的面皮宜擀得薄一些，这样切出的面丝才会更细，同时宜将面丝切得粗细均匀。

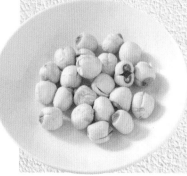

莲子 其降压功效已经通过临床和动物实验证实

降压关键词	生物碱

热量	**344 千卡**	（每100克可食部提供）

莲子所含有的生物碱具有降血压的功效。其降压功效已经通过临床和动物实验证实，主要是通过释放组胺，使周围血管扩张，从而降低血压。

每天适宜吃多少

每天15~30克为宜。

食用宜忌

平素大便干结难解，或腹部胀满之人忌食。

烹调宜忌

1.食用莲子时不宜去莲心，莲子心虽然味道极苦，却有显著的强心作用，可扩张外周血管，降低血压，还有很好的祛心火的功效。

2.莲子宜与中药党参、黄芪煲乳鸽，有助于治疗面色苍白、手脚冰冷等。

推荐降压食谱

薏米莲子大枣粥

材料 薏米20克，大米30克，莲子5克，大枣4枚。

调料 红糖适量。

做法

❶ 薏米淘洗干净，用清水浸泡4小时；莲子、大枣洗净；大米淘洗干净。

❷ 锅置火上，倒入薏米、大米、莲子、大枣和适量清水大火煮沸，转小火煮至米粒熟透的稀粥，加红糖调味即可。

莲子红枣脊骨汤

材料 猪脊骨1具，莲子100克，红枣50克，甘草10克，木香3克。

调料 白糖适量。

做法

❶ 将猪脊骨洗净，剁碎，和红枣、莲子一同放入砂锅，加适量水，大火烧沸。

❷ 加入用纱布包好的甘草、木香，小火炖煮2~4小时即可。

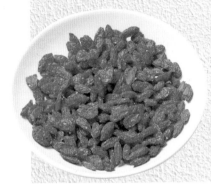

枸杞子 缓解或减轻高血压头晕、耳鸣等症状

降压关键词	地骨皮甲素

热量	33 千卡	（每100克可食部提供）

枸杞子中主要的降压成分是地骨皮甲素。枸杞子有滋补肝肾的功效，所以常用于高血压病的调养，可缓解或减轻由高血压引起的精神不振、头晕、耳鸣等症状。

每天适宜吃多少

每天6~15克为宜。

食用宜忌

脾虚泄泻的人禁食枸杞。

用法宜忌

1.枸杞不宜和性温热的补品如桂圆、红参、大枣等同食。

2.枸杞一年四季皆可食用，夏季宜泡茶，冬季宜煮粥。

营养档案

性味归经

性温，味甘，归肝、肾经。

营养功效

枸杞含有维生素B_1、维生素B_2、维生素C、胡萝卜素、烟酸、甜菜碱、玉米黄素、钙、磷、铁、β-谷甾醇、酸浆果红素、亚油酸及多种氨基酸等。具有缓解神经衰弱、保护肝脏、治疗肾虚的功效。

推荐降压食谱

薏米枸杞粥

材料 薏米50克，糯米80克，枸杞子10克。

做法

❶ 薏米、糯米分别淘洗干净，用清水浸泡3小时；枸杞子洗净。

❷ 锅置火上，倒入适量清水烧开，下入薏米、糯米，大火烧开后转小火煮至米粒九成熟，放入枸杞子煮至米粒熟透即可。

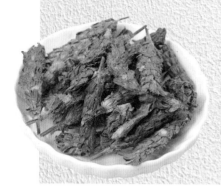

夏枯草 对肝阳上亢型、阴虚阳亢型、肝肾阴虚型高血压效果较好

降压关键词	萜类、香豆素类、黄酮类、甾醇类、有机酸类化合物

夏枯草具有降压的功效，是因为其含有的萜类、香豆素类、黄酮类、甾醇类、有机酸类化合物。夏枯草的茎、叶、花穗及全草均可起到降压的作用。对肝阳上亢型、阴虚阳亢型、肝肾阴虚型高血压效果较好。

每天适宜吃多少

每天10~15克为宜。

营养档案

性味归经
性寒，味微苦、微辛，归肝、胆经。

营养功效
夏枯草含有萜类、香豆素类、黄酮类、甾醇类、有机酸类化合物及挥发油、生物碱、树脂、维生素B_1、维生素C、维生素K、胡萝卜素等，具有消炎、清肝明目、清热散结、抗肿瘤等功效，可用于目赤肿痛、口眼歪斜、甲亢、筋骨疼痛、卵巢囊肿等病症的调养。

食用宜忌

脾胃虚弱及气虚的高血压患者慎用。

用法宜忌

内服：水煎；熬膏：入丸、散剂；外用：煎水熏洗或捣敷。

推荐降压食谱

夏枯草炒肉丝

材料 夏枯草30克，猪肉150克。
调料 料酒10克，盐2克，葱花、姜末、酱油各5克。

做法
1. 将夏枯草去杂洗净，入沸水锅焯一下，捞出洗净，挤干水分待用；猪肉洗净，切丝。
2. 锅置火上，倒入植物油烧热，入肉丝煸炒，加入酱油、葱花、姜末煸炒，加入料酒、少量水，炒至肉熟，投入夏枯草、盐炒入味即可。

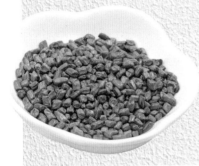

决明子 降压效果显著

降压关键词	决明素、橙黄决明素

决明子含有的决明素、橙黄决明素使其降压效果显著。决明子的水浸液对麻醉的犬、猫、兔等皆有降压作用。尤为适宜阴虚阳亢型、肝阳上亢型的高血压患者。

每天适宜吃多少

每天10～15克为宜。

食用宜忌

1.决明子不宜长期服用，因为决明子主要含有大黄酚、大黄素等化合物，长期服用可引起肠道病变。

2.决明子不宜与大麻子配伍应用。

用法宜忌

治疗高血压引起的头晕目眩，临床上常用决明子与钩藤、生牡蛎配伍使用。

推荐降压食谱

决明子烧茄子

材料 紫皮长茄子400克，决明子10克。

调料 酱油5克，盐2克。

做法

❶·将茄子去蒂洗净，切成丁。

❷·将决明子洗净置于砂锅中，加入适量清水煎煮约30分钟后，去药渣留汁液备用。

❸·炒锅置火上，加入植物油烧热，放入茄子丁翻炒3～5分钟，放入煎好的决明子药液、酱油炖至茄子熟烂，最后加盐调味即可。

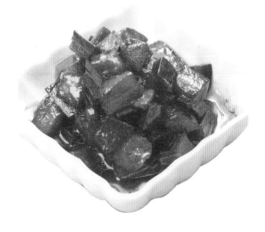

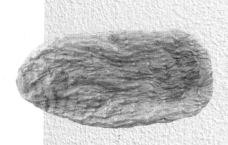

天麻 缓解头晕、头痛、耳鸣等高血压症状

降压关键词	香草醇、生物碱

天麻含有的香草醇、生物碱可改善心肌血液循环，降低血压，降低脑血管阻力，增加脑血流量。可缓解由高血压引起的头晕、头痛、耳鸣、失眠、肢体麻木等症状。

每天适宜吃多少

每天3～10克为宜。

食用宜忌

津液衰少、血虚、阴虚、气虚者慎服天麻。

营养档案

性味归经
性平，味甘，归肝经。

营养功效
天麻含有香草醇、香兰素、维生素A类物质及微量生物碱等成分，具有镇静、镇痛、抗惊厥、抗衰老、通血脉、强筋力、疏痰利气等功效。可用于神经衰弱、血管神经性头痛、脑外伤等病症的辅助调养。

推荐降压食谱

天麻鱼片

材料 青鱼300克，水发木耳100克，天麻15克，鸡蛋清1个。

调料 料酒15克，盐3克，葱花、姜末、淀粉各5克，香油少许，水淀粉适量。

做法

❶ 将天麻洗净，放入锅中，加少许清水，隔水蒸半小时，取出后切成薄片，备用；把洗净的鱼切掉头尾，去掉骨头和鱼皮，用斜刀切成薄片，加料酒、盐、鸡蛋清、淀粉拌匀。

❷ 锅内倒入植物油，烧至三成热，放入鱼片滑炒，稍一变色即出锅备用。

❸ 炒锅里放少许油，投入葱花、姜末煸香，再放入黑木耳煸炒一下，加适量清水、料酒、盐，炒匀烧沸，放鱼片和天麻略煮，再加水淀粉勾芡，淋香油即可。

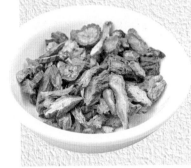

丹参 改善微循环，降低血压

降压关键词	丹参酮、丹参素

丹参含有的丹参酮、丹参素能扩张外周血管，改善微循环，降低血压。丹参作为活血养血的良药，较适合阴阳两虚型、瘀血阻脉型的高血压患者。

每天适宜吃多少

每天5～15克为宜。

食用宜忌

出血性疾病者慎服丹参。

营养档案

性味归经
性微寒，味苦，归心、肝经。

营养功效
丹参含有丹参酮、隐丹参酮、二氢丹参酮、原儿茶醛、原儿茶酸、丹参素、维生素E等成分。具有祛瘀活血、凉血清心、养血安神的功效。可用于心悸怔忡、失眠、胸胁疼痛、风湿痹痛、冠心病、心肌梗死、月经不调、经闭痛经、肝脾肿大等病症的辅助调养。

用法宜忌

1.丹参内服可入煎剂，也可浸酒。

2.丹参不宜与藜芦同服。

推荐降压食谱

丹参海蜇煲

材料 海蜇皮500克，丹参15克。

调料 料酒10克，盐3克，姜片5克，葱段10克，香油5克。

做法

①·海蜇用盐水浸泡30分钟，捞出沥干，切4厘米长的段；丹参洗净润透，切薄片。

②·将丹参、姜片、葱段、料酒放入炖锅内，加适量清水，置大火上烧沸，加入海蜇用小火煲20分钟，加盐、香油调味即可。

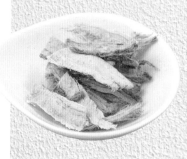

葛根 使外周血管阻力下降而降压

降压关键词	葛根素

葛根所含有的葛根素能使动物的血压降低。现代研究表明，葛根所含有的降压成分能扩张冠状动脉和脑血管，增加冠状动脉血流量和脑血流量，使外周血管阻力下降而降压。

每天适宜吃多少

每天10~15克为宜。

食用宜忌

葛根性凉，易引起呕吐，胃寒者应慎服葛根。

用法宜忌

内服：煎汤或捣汁；外用：捣敷。

推荐降压食谱

葛根鲫鱼汤

材料 鲫鱼200克，葛根50克。
调料 姜片、料酒各10克，盐2克。
做法

❶ 鲫鱼去鳞、去鳃和内脏，洗净，用料酒、姜片腌渍30分钟；葛根去皮，切成厚块。

❷ 锅置火上，倒入植物油烧热，放入鲫鱼煎至两面色黄，加适量清水，大火煮沸后放入葛根块，用中火熬煮45分钟，加盐调味即可。

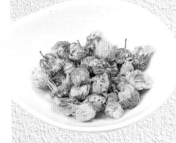

菊花 特别适合阴虚阳亢型、肝阳上亢型的高血压患者

| 降压关键词 | 黄酮 |

菊花含有丰富的黄酮，具有降压的功效。特别适用于阴虚阳亢型、肝阳上亢型的高血压患者。

每天适宜吃多少

每天10~15克为宜。

食用宜忌

菊花性微寒，脾胃虚弱的人不可久服用菊花水浸剂或煎剂。

营养档案

性味归经 ——————
性微寒，味甘、微苦，归肺、肝经。

营养功效
菊花含有龙脑、樟脑、菊油环酮、菊苷、腺嘌呤、胆碱、水苏碱、黄酮、刺槐素、挥发油等多种成分。具有平抑肝阳、清肝明目、清热解毒的功效。可用于风热感冒、头痛眩晕、目赤肿痛、眼目昏花的辅助调养。

用法宜忌

1.夏季头昏脑涨、口干目赤时宜用白菊花。

2.痰湿型、血瘀型的高血压病患者不宜用菊花。

推荐降压食谱

菊花鱼片汤

材料 菊花20克，草鱼肉200克，冬菇20克，枸杞子少许。

调料 料酒、姜片、葱段各10克，盐3克，清汤800克。

做法

❶ 菊花用清水浸泡，沥干水分；草鱼肉横放在砧板上，刀口斜入，切成3厘米见方的鱼片；冬菇泡发，去蒂，切片备用。

❷ 锅置火上，加入清汤，投入姜片、葱段，加盖烧开后放入鱼片和冬菇，烹入料酒，待鱼片熟后，捞出冬菇、葱段、姜片，再放入菊花、枸杞子、盐调味即可。

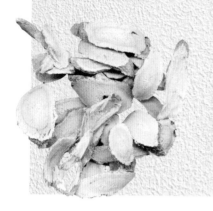

黄芪 适用于气血不足型、阴阳两虚型高血压

| 降压关键词 | 苷类、多糖、氨基酸、维生素P |

黄芪含有的苷类、多糖、氨基酸、维生素P具有利尿、降压的作用。黄芪适用于气血不足型、阴阳两虚型高血压，可缓解头晕目眩、心悸、乏力等症状。

每天适宜吃多少

每天100克为宜。

食用宜忌

1.有感冒发烧、胸腹满闷者不宜服黄芪。

2.患有肺结核病的人，有口干唇燥、咯血、发热等症状者，不宜单独服用黄芪。服用黄芪时不可擅自加大剂量。

3.阴虚阳亢型的高血压患者不宜食用。

用法宜忌

水煎服。

推荐降压食谱

黄芪蒸乳鸽

材料 乳鸽2只，黄芪10克，枸杞子5克，口蘑30克，鸡蛋清1个。

调料 盐3克，葱末、姜末各5克，料酒、水淀粉各10克，香油少许。

做法

1. 将黄芪切成薄斜长片；枸杞子洗净；口蘑用清水洗净，切块；将乳鸽宰杀放血，用热水烫一下，去五脏，剁去头，切成块，在温水中泡去血沫，捞出控干水分。

2. 把鸽子肉块和口蘑用鸡蛋清、水淀粉、盐、香油、葱末、姜末和料酒拌匀，盛入碗内，枸杞子码放在碗底及碗的四周，黄芪片放在鸽子肉上，上笼蒸熟即可。

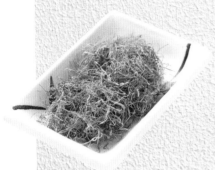

玉米须 促进钠的排出

降压关键词 黄酮

促进钠排出，控制血压。玉米须有利尿作用，可增加氧化物排出量，可促进机体内钠的排出，减少细胞外液和血容量，有助于控制血压。

玉米须不仅对肾病患者有利尿、消肿的作用，还能减少或消除尿蛋白，改善肾功能，辅助治疗肾炎引起的高血压。

每天适宜吃多少

每天60～90克为宜。

食用宜忌

玉米须能促进胆汁排泄，降低其黏度，减少胆色素含量，适用于无并发症的慢性胆囊炎、胆汁排出障碍的胆管炎患者。

用法宜忌

1.内服：煎汤，15～30克；大剂量60～90克。

2.外用：适量，烧烟吸入。

推荐降压食谱

玉米须排骨汤

材料 玉米须50克，猪排骨200克。
调料 葱段、姜片各5克，盐3克。
做法

❶ 玉米须去杂质，洗净；排骨清洗干净，在水中浸10分钟左右，去血水，剁成小块备用。

❷ 排骨放入砂锅内，倒入适量清水，放入葱段和姜片，大火烧沸，撇去血沫，放入玉米须，转小火煲2小时左右，煲熟后去掉葱段和姜片，加盐调味即可。

其他降压中药材

1.钩藤

钩藤能刺激心血管系统的感受器，使血管舒张，外周阻力降低，常作为治疗高血压病的首选药物。有观点认为，钩藤降低收缩压的作用比降低舒张压更明显，因此对早期患者效果较好。可用于肝阳上亢型高血压所致的头痛、眩晕等症，常配伍石决明、天麻、白芍等，水煎服，每次15～30克。钩藤不宜久煎，以煎煮15分钟左右为宜，久煎会使其失去降压作用。

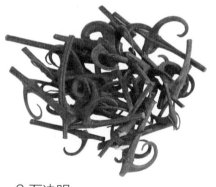

2.石决明

石决明具有平肝潜阳的功效，可用于肝阳上亢型高血压所致的眩晕、头痛等症。常与生龙骨、白芍、菊花、生牡蛎同用，每次30～40克。

3.黄芩

黄芩具有清热、泻火、解毒的功效。可用于肝火亢盛型高血压所致的口苦、眩晕、头痛、心烦等症。常与决明子、钩藤同用，每次8～12克。

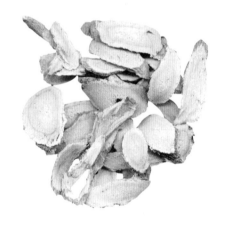

4.罗布麻叶

罗布麻叶具有降压、强心、利尿、平肝、清热、安神的功效，可用于肝阳上亢型高血压所致的头胀、头痛、失眠等症。罗布麻叶在降压、改善症状、恢复劳动力方面均有一定疗效。可以单味代茶饮用，或配伍蔓荆子、天麻、山楂等，水煎服，每次5～10克。

5.地龙

地龙具有降压、利尿、息风清热的功效，可用于早期高血压病伴有肢体麻木者，对高血压脑部并发症的防治有较好效果。多复方使用，可配伍丹参、刺蒺藜、天麻、川芎等，水煎服，每次5～10克，或研末做成药丸。

6.刺蒺藜

刺蒺藜具有平肝、解郁、祛风的功效，可用于各类型高血压所致的眩晕、头痛等症。可配伍葛根、钩藤、地龙、天麻等，水煎服，每次10～15克。

7.青木香

青木香具有平肝止痛、解毒消肿的功效，用于高血压偏阳亢有热所致的头胀、头痛、面热、心烦等症。可配伍夏枯草、钩藤、川芎等，水煎服，每次3～8克。服用2个月后，如血压无变化，或有恶心的症状出现，应停止服用。

8.杜仲

杜仲具有强筋骨、补肝肾的功效，用于高血压偏于肝肾亏损、头晕、腰酸、夜尿多等症。可配伍刺蒺藜、桑寄生、天麻等，水煎服，每次10～15克。

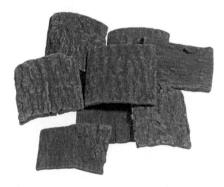

9.泽泻

泽泻具有清湿热、利小便的功效，可用于高血压偏于痰湿者，见恶心、眩晕、体胖等症，对高血压合并高脂血症者尤为适宜。可配伍车前子、法半夏、天麻、决明子、山楂等，每次10～15克。

茶饮降压法

1.玉米须茶

玉米须不仅具有较好的降血压功效，而且还具有止血、止泻、养胃和利尿的功效。将25～30克玉米须用开水冲泡，代茶饮用，每天数次。

2.山楂茶

山楂所含有的一些营养成分可以扩张血管、降低血压、助消化、降低血糖。经常饮用山楂茶，对于高血压具有明显的辅助疗效。其饮用方法为，每天数次用1～2枚鲜嫩的山楂果泡茶饮用。

3.槐花茶

将槐树上的花蕾摘下晾干后，用开水浸泡后当茶饮用，每天饮用数次，对高血压病患者具有独特的治疗效果。槐花还具有止血、收缩血管等功效。

4.黑芝麻茶

将10克黑芝麻炒熟后研碎，与3克绿茶叶混合均匀后放入杯中，用开水冲泡，加杯盖闷15分钟。代茶饮用，每日1剂。

5.桑葚子饮

30克桑葚子和20克杜仲一同放入砂锅中，加入适量的清水煎煮成浓汁，代茶饮用，每日1剂。

6.天麻橘茶

鲜橘皮20克，洗净，与10克天麻一同放入砂锅中，加入适量的清水煎煮，去渣取汁，代茶饮用。

7.苦瓜茶

将1根重约100克的苦瓜洗净，切成片后晒干，与2克绿茶一同放入锅中，加水500毫升，煎取浓汁约250毫升。代茶饮用，每日1剂。

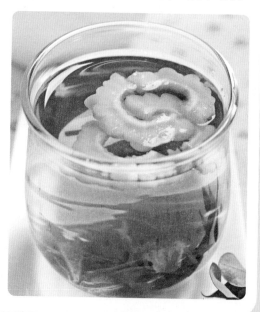

第**3**章

高血脂、高血压并发症饮食营养指导

高血脂篇

高血脂并发冠心病的饮食原则

❀ 限量嘌呤。食物中的嘌呤是产生外源性尿酸的基础。日常饮食应常吃蔬菜、水果、奶制品等嘌呤含量低的食物。禁食富含嘌呤的食物，如动物肝脏、肾脏及沙丁鱼、鲤鱼、小虾、肉汤等。

❀ 适量的碳水化合物。热量的主要来源应是谷类食物，如面粉、米类，但不要过量，因为其内含淀粉，淀粉在体内转变成葡萄糖，过多的糖可以增加尿酸的生成。

❀ 每日的饮水量应不少于2000毫升。水分有利于稀释尿酸浓度，也有利于尿酸排出。

❀ 每日蔬菜的摄入量应不少于500克，还应适量吃些水果。因为蔬菜、水果可使尿液碱化，有利于尿酸的排出并防止尿酸结石的形成。

❀ 每日盐的摄入量应少于5克。限制高盐调味品和加工食品的摄入。

❀ 限制脂肪的摄入。日常饮食中要避免食用肥禽、肥肉及其他脂肪含量高的食物。

❀ 戒除饮酒的习惯。因为酒精可引起体内乳酸累积而抑制尿酸的排出，增加体内尿酸盐的沉积。

高血脂并发冠心病的优选食物

❀ 谷类：全麦面粉、糙米、玉米、荞麦、藜麦、小米、燕麦等。

❀ 蔬菜：菠菜、白菜、豆苗、苦瓜、番茄、丝瓜等。

❀ 鱼畜肉类：瘦肉、兔肉、去皮禽肉、鱼虾等水产品。

❀ 菌藻类：海带、木耳、香菇等。

❀ 豆类：绿豆、红豆、黑豆、黄豆及其制品。

❀ 奶类：脱脂奶、低脂奶、低糖酸奶等。

高血脂并发冠心病的推荐食谱

	主食名	原料	做法
主食	玉米面菠菜粥	菠菜25克，玉米面50克，盐、鸡精、香油各适量	菠菜择洗干净，放入沸水锅中焯30秒，捞出，沥干水分，切末；挑出玉米面中的杂质，用冷水调成没有结块的稀汤状，倒入锅内，加适量清水煮成稠粥，放入菠菜末，加盐、鸡精和香油调味即可
	大蒜粥	大米50克，蒜瓣15克	大米淘洗干净；蒜瓣洗净，去皮，洗净，切末；锅置火上，放入大米、蒜末和适量清水煮至米粒熟烂的稀粥即可
	海带粥	大米50克，海带15克	大米淘洗干净；海带洗净，切末；锅置火上，放入大米、海带末和适量清水煮至米粒熟烂的稀粥即可

	菜名	原料	做法
菜肴	素烧双耳	水发黑木耳100克，干银耳10克，葱花、蒜末、枸杞、盐、鸡精、植物油各适量	黑木耳择洗干净，撕成小朵；干银耳用清水泡发，择洗干净，撕成小朵；炒锅置火上烧热，倒入植物油，炒香葱花、蒜末，放入黑木耳、银耳、枸杞翻炒5分钟，加盐和鸡精调味即可
	清拌苦瓜	苦瓜100克，盐、蒜蓉、味精、香油各适量	苦瓜洗净，去蒂除籽，切丝，放入开水中焯一下，捞出沥水，加盐、味精、蒜蓉和香油拌匀即可
	青豆虾仁	干青豆50克，虾仁50克，葱花、盐、水淀粉、植物油各适量	干青豆洗净，用冷水泡6~8小时；虾仁洗净；炒锅置火上烧热，倒入植物油，炒香葱花，放入虾仁煸熟，下入青豆，加适量水炖熟，用盐调味，水淀粉勾芡即可

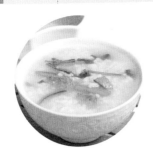
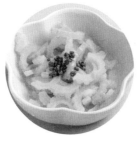
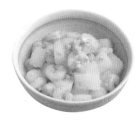

	汤羹名	原料	做法
汤羹	兔肉香菇汤	兔肉100克，鲜香菇50克，葱花、盐、鸡精、香油各适量	兔肉洗净，切块；鲜香菇择洗干净，切片；锅置火上，放入兔肉、香菇、葱花和适量清水煮至兔肉熟透，加盐和鸡精调味，淋上香油即可
	豆苗蛋汤	豌豆苗150克，鸡蛋1个，葱花、盐、鸡精、香油各适量	鸡蛋磕入碗中，搅散；豌豆苗择洗干净；汤锅置火上，倒入适量清水烧沸，放入豌豆苗、葱花，待锅开，淋入蛋液，搅成蛋花，加盐、鸡精和香油调味即可
	干贝小白菜汤	小白菜150克，干贝5克，葱花、姜丝、胡椒粉、盐、香油各适量	小白菜择洗干净；干贝用温水泡软；汤锅置火上，倒入适量清水烧沸，放入小白菜、干贝、葱花、姜丝煮5分钟，加盐、胡椒粉调味，淋上香油即可

	茶饮名	原料	做法
茶饮	山楂菊花饮	生山楂、菊花各15克	生山楂、菊花洗净，放入锅中加适量清水煎煮30分钟，去渣取汁，代茶饮用，每天1剂
	西洋参茶	干西洋参5克	干西洋参洗净，放入杯中，冲入开水，盖上杯盖闷10分钟，揭盖，凉至温热即可饮用

高血脂并发心肌梗死急性期的饮食原则

❀ 起病后1～3天，以流质饮食为主，分5～6次喂服，避免过热、过冷的饮食，以免引起心律失常。

❀ 不宜吃带有刺激性和容易产气的流质食物，如浓茶、咖啡等。每天的补液量为1000～1500毫升。

❀ 建议低盐饮食。

高血脂并发心肌梗死缓解期的饮食原则

❀ 饮食清淡、富有营养且容易消化。食物不宜过冷、过热。

❀ 控制脂肪和胆固醇的摄入量，低盐饮食。

❀ 患者应少量多餐，避免饱餐，以免引起心肌梗死的再次发作。

高血脂并发心肌梗死恢复期的饮食原则

◈ 少量多餐，每餐吃六七分饱即可。

◈ 每天要摄入足量的优质蛋白质、维生素，有利于病损部位的修复。富含优质蛋白质的食物有瘦肉、鱼肉。富含维生素的食物有蔬菜、水果。

◈ 常吃富含镁的食物，有助于降低心肌梗死的发病率与死亡率。富含镁的食物有小米、面粉、蔬菜、肉类、海产品等。

◈ 控制脂肪和胆固醇的摄入，避免饱餐，维持标准体重。

高血脂并发心肌梗死的食物选择

◈ 避免暴饮暴食。暴饮暴食会增加心肌耗氧量，加重或再次诱发心肌梗死。

◈ 少吃易产生胀气的食物，如马铃薯、豆类、葱、蒜等。

◈ 禁食辛辣或带有刺激性的食物，如辣椒、白酒、浓茶、咖啡、可可等，以免使心肌受到不良刺激。

◈ 身体肥胖的患者忌食或少食黄花鱼、白鲢鱼等助湿壅滞的食物。

高血脂并发心肌梗死的推荐食谱

	主食名	原料	做法
主食	凉拌燕麦面	燕麦面条100克，黄瓜50克，盐、鸡精、香菜末、香油各适量	锅置火上，倒入适量清水烧沸，下入燕麦面煮熟，捞出，过凉，装入碗中；黄瓜洗净，去蒂，切丝，放在煮好的燕麦面上，加入盐、鸡精、香菜末、香油拌匀即可
	素馅荞麦蒸饺	荞麦粉250克，鸡蛋1个，韭菜100克，海米10克，姜末、盐、味精、香油各适量	鸡蛋洗净，磕入碗内，加盐搅散，炒熟，铲碎；韭菜择洗干净，切末；海米用清水泡软，洗净，切末；将鸡蛋、海米、韭菜、姜末放入盆中，加盐、味精、香油拌匀，制成饺子馅；荞麦粉放入盆内，用温水和成软硬适中的面团，擀成饺子皮，包入饺子馅，制成饺子生坯，送入烧开的蒸锅大火蒸8分钟即可
	红薯饭	大米100克，红薯50克	大米淘洗干净；红薯去皮，洗净，切块；大米和红薯块一同倒入电饭锅内加适量清水蒸熟即可

	菜名	原料	做法
菜肴	清蒸鸽子肉	净鸽250克，葱段、姜片、盐、味精各适量	净鸽洗净，放入沸水中氽去血水，捞入蒸碗里，加葱段、姜片、盐和适量水，送入烧开的蒸锅中火蒸1小时，拣去姜片、葱段，调入味精即可
	茄汁青鱼	番茄100克，青鱼250克，酱油、盐、大料、植物油各适量	番茄洗净，去皮，切小块；青鱼去鳞、去鳃、去内脏，洗净，切段；炒锅置火上烧热，倒入植物油，放入青鱼，两面略煎，下大料炒出香味，淋入酱油，加入番茄块和适量水炖至青鱼熟透，用盐调味即可

	汤羹名	原料	做法
汤羹	生菜紫菜汤	生菜100克，紫菜3克，盐、香油各适量	生菜择洗干净，撕成小片；紫菜撕成小片；汤锅置火上，倒入适量清水烧沸，下入生菜煮1分钟，放入紫菜搅散，加盐调味，淋上香油即可
	萝卜丝蛤蜊汤	蛤蜊250克，白萝卜150克，香菜末、花椒粉、盐、香油各适量	蛤蜊洗净煮熟，取肉；白萝卜择洗干净，切丝，汤锅置火上，放入白萝卜丝煮熟，放入蛤蜊肉煮沸，用盐、花椒粉、香油调味，撒上香菜末即可
	菠菜牛肉羹	菠菜150克，瘦牛肉馅25克。葱末、姜末、蛋清、盐、料酒、水淀粉、鸡精各适量	菠菜择洗干净，放入沸水中焯30秒，捞出，沥干水分，切末；牛肉馅用料酒、蛋清和水淀粉拌匀；锅置火上，倒入适量清水烧沸，加入葱末和姜末，放入牛肉馅煮熟，下入菠菜末搅匀，用盐和鸡精调味，水淀粉勾芡即可

	茶饮名	原料	做法
茶饮	荷叶茶	鲜荷叶30克（或干荷叶9克）	荷叶洗净，切碎，放入锅中，加适量清水煎煮30分钟，凉至温热后代茶饮用
	山楂陈皮茶	山楂、陈皮各10克，乌龙5克	山楂和陈皮分别洗净，一同放入锅内，加入适量的清水，煎煮30分钟，去渣取汁，用其冲泡乌龙茶，加盖闷15分钟。频频饮用，每天1剂

高血脂并发心力衰竭的饮食原则

❀ 限制钠盐的摄入。患者应根据病情选用低盐或无盐饮食。所谓低盐饮食，就是每天烹调时的加盐总量为2克。此外，全天主副食的含钠量小于500毫克。

❀ 限制水的摄入。一般患者每天液体的摄入量限制在1000～1500毫升（夏季可为2000～3000毫升）。但应根据病情及个体的习惯而有所调整，比如对于高血脂并发严重的心力衰竭的患者每天应将液体的摄入量限制在500～1000毫升。

❀ 补钾。对长期服用利尿剂治疗的患者应鼓励其多摄入含钾量高的食物和水果，例如香蕉、橘子、枣等。

❀ 控制热量及蛋白质。患者宜采取低热量饮食，并控制蛋白质的摄入。一般来说，每天每千克体重摄入1克蛋白质。当心衰严重时则应减少蛋白质的供给量，每天每千克体重摄入0.8克蛋白质即可。

❀ 限制糖。每天糖类的供给量在300~500克为宜。宜选食含淀粉及多糖类的食物，避免过多摄入蔗糖及甜点等。

❀ 限制脂肪。身体肥胖的患者每天脂肪的摄入量限制在40～60克为宜。

❀ 补充维生素。膳食中应注意补充富含多种维生素的食物。

高血脂并发心力衰竭的食物选择

❀ 宜选用含钠低的蔬菜。如豇豆、鲜豌豆、番茄、茄子、黄瓜、冬瓜。补充蛋白质可选择猪肉、鸡肉、牛肉、淡水鱼及含钠量低的海鱼。各种新鲜水果，如橙子、柑橘、梨、苹果、桃等均可食用，但不宜食用含苯甲酸钠的水果罐头或果汁。

❀ 每天可吃1个鸡蛋，饮200克牛奶，也可用豆浆代替牛奶。饮食应以半流质饮食或软食为主。

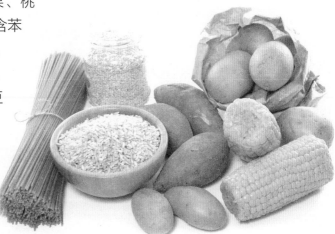

高血脂并发心力衰竭的推荐食谱

主食名	原料	做法
糯米花生粥	糯米50克，花生仁15克	糯米淘洗干净；花生仁挑净杂质，洗净；锅置火上，放入糯米、花生仁和适量清水煮至糯米熟透的稀粥即可
杂豆粥	大米50克，红豆25克，干豌豆10克	红豆和干豌豆洗净，用清水浸泡6~8小时；大米淘洗干净；锅置火上，放入红豆、豌豆、大米和适量清水煮至米、豆熟烂的稀粥即可
荞麦蛋汤面	荞麦挂面100克，鸡蛋1个，小白菜50克，葱花、姜丝、盐、鸡精、香油各适量	小白菜择洗干净，切寸段；锅置火上，倒入适量清水烧沸，磕入鸡蛋，下入荞麦挂面煮熟，放入葱花、姜丝、小白菜煮1分钟，加盐和鸡精调味，淋上香油即可

主食

菜名	原料	做法
丝瓜炒番茄	番茄50克，丝瓜150克，葱花、盐、鸡精、植物油各适量	丝瓜刮净绿皮，洗净，切滚刀块；番茄洗净，切月牙瓣；炒锅置火上烧热，倒入植物油，炒香葱花，放入丝瓜和番茄烧熟，加盐和鸡精调味即可
鲜虾豆腐	鲜海虾50克，北豆腐150克，葱花、姜丝、盐、植物油各适量	海虾洗净；豆腐洗净，切块；炒锅置火上烧热，倒入植物油，炒香葱花、姜丝，放入豆腐和海虾翻炒数下，放适量水烧10分钟，加盐调味即可
清炒双花	菜花、西蓝花各100克，葱花、蒜末、盐、鸡精、植物油各适量	西蓝花、菜花择洗干净，掰成小朵，分别放入沸水中焯烫，捞出；炒锅置火上烧热，倒入植物油，炒香葱花、蒜末，放入西蓝花、菜花翻炒均匀，加盐和鸡精调味即可

菜肴

汤羹名	原料	做法
番茄紫菜汤	番茄100克，鸡蛋1个，葱花、盐、紫菜、香油各适量	番茄洗净，去蒂，切块；鸡蛋洗净，磕入碗中，打散；紫菜撕成小块；锅置火上，倒入适量清水烧沸，放入番茄煮熟，淋入蛋液搅成蛋花，加紫菜和葱花搅匀，用盐调味，淋上香油即可
山药南瓜汤	山药50克，南瓜100克，葱花、盐、鸡精、香油各适量	山药去皮，洗净，切片；南瓜去皮除籽，洗净，切片；锅置火上，放入山药、南瓜和适量清水煮至山药和南瓜熟透，加葱花、盐、鸡精调味，淋上香油即可
小白菜豆腐汤	小白菜100克，豆腐50克，葱花、盐、鸡精、香油各适量	小白菜择洗干净；豆腐洗净，切块；汤锅置火上，倒入适量清水烧沸，放入豆腐煮5分钟，下入小白菜煮1分钟，加葱花、盐和鸡精调味，淋上香油即可
黄瓜蛋花汤	黄瓜100克，鸡蛋1个，葱花、盐、鸡精、香油各适量	黄瓜洗净，去蒂，切片；鸡蛋洗净，磕入碗内，打散；汤锅置火上，加适量清水中火烧沸，放入黄瓜片煮1分钟，淋入蛋液，搅成蛋花，用盐、鸡精、葱花和香油调味即可

汤羹

茶饮名	原料	做法
马齿苋茶	鲜马齿苋30克（或干马齿苋20克），绿茶10克	马齿苋择洗干净，放入锅中，加绿茶和适量清水煎煮30分钟，去渣取汁饮用即可
杞菊茶	决明子30克，枸杞子20克，菊花6克	将所有材料放入杯中，用开水冲泡，加盖闷20分钟。代茶饮用，每日1剂，冲泡4～5次

茶饮

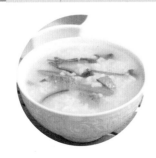 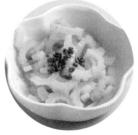 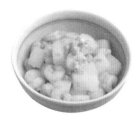

高血脂并发糖尿病怎么吃

● 膳食低热能、低脂肪、低胆固醇、低碳水化合物。

● 蛋白质适当增多。

● 高膳食纤维饮食。

● 常吃含糖量低的新鲜蔬菜，如白菜、韭菜、冬瓜、苦瓜等。

● 常吃富含镁的食物，如谷类、豆类、绿色蔬菜、蛋黄、牛肉、猪肉、水产品、花生、芝麻、香蕉等。

● 常吃可降低血脂的食物，如脱脂牛奶、燕麦、豆类、杏仁等。

● 少食多餐。

● 忌饮酒、浓茶和咖啡。

高血脂并发糖尿病的推荐食谱

	主食名	原料	做法
主食	大米黄豆粥	大米75克，水发黄豆25克	大米淘洗干净；水发黄豆洗净；大米和黄豆一同倒入锅内，加入适量清水煮至粥熟即可
	豌豆饭	大米50克，鲜豌豆粒25克	大米淘洗干净；豌豆粒洗净；大米和豌豆一同倒入锅内，加入适量清水煮至粥熟即可
	豆浆饭	大米75克，豆浆适量	大米淘洗干净，放进电饭锅中，加适量豆浆，蒸至米熟即可

	菜名	原料	做法
菜肴	番茄小白菜	番茄50克，小白菜250克，葱花、盐、鸡精、植物油各适量	番茄洗净，去蒂，切月牙瓣；小白菜择洗干净；炒锅置火上，倒入植物油，待油温烧至七成热，炒香葱花，倒入番茄翻炒4分钟，加入小白菜翻炒3分钟，用盐和鸡精调味即可

	菜名	原料	做法
菜肴	桃仁韭菜	韭菜250克，核桃仁25克，盐、味精、植物油各适量	韭菜择洗干净，切段；炒锅置火上烧热，倒入植物油，放入核桃仁煸出香味，下入韭菜段翻炒至断生，加盐和味精调味即可
	蒜蓉生菜	生菜250克，蒜瓣25克，葱花、盐、味精、植物油各适量	生菜择洗干净；蒜瓣去皮，洗净，剁成蒜蓉；炒锅置火上烧热，倒入植物油，炒香葱花，倒入生菜翻炒至断生，加盐、味精和蒜蓉调味即可

	汤羹名	原料	做法
汤羹	冬瓜口蘑汤	冬瓜150克，口蘑25克，葱花、盐、味精、香油各适量	冬瓜去皮除籽，洗净，切片；口蘑择洗干净，放入沸水中焯透，捞出，沥干水分，切片；汤锅置火上，放入冬瓜片、口蘑片、葱花和适量清水煮至冬瓜片熟透，加盐和味精调味，淋上香油即可
	紫菜豆腐汤	豆腐100克，干紫菜5克，葱花、盐、味精、香油各适量	豆腐洗净，切块；干紫菜撕碎；锅置火上，放入豆腐、葱花和适量清水大火烧沸，转小火煮5分钟，加盐和味精调味，下入紫菜，淋入香油即可
	菠菜虾皮汤	菠菜150克，虾皮5克，葱花、盐、味精、香油各适量	菠菜择洗干净，放入沸水中焯烫30秒，捞出，沥干水分，切段；虾皮挑净杂质；汤锅置火上，放入适量清水烧沸，下入菠菜、葱花、虾皮煮1分钟，加盐和味精调味，淋上香油即可

	茶饮名	原料	做法
茶饮	柿子叶饮	柿子叶25克	柿子叶洗净，剪成细丝，放入杯中，冲入适量开水，盖上杯盖闷10~15分钟后即可饮用
	苦瓜茶叶饮	苦瓜25克，绿茶10克	苦瓜择洗干净，去蒂除籽，切片，放入杯中，倒入绿茶，冲入适量开水，盖上杯盖闷10~15分钟后即可饮用

高血脂并发高血压怎么吃

🟤 每日总能量的摄入量不宜过高，维持标准体重。

🟤 饮食清淡。适当减少钠盐的摄入，不要吃用盐腌渍的食品；避免吃油炸或煎烤的食物。

🟤 适量控制主食、水果及甜食的摄入量，特别是高甘油三酯血症患者。

🟤 常吃全谷类主食、新鲜蔬菜和豆制品，以摄入充足的维生素和膳食纤维。

🟤 限制脂肪的摄入。严格限制动物脂肪的摄入，宜吃植物油，每日的烹调用油应少于25克；每日胆固醇的摄入量应低于300毫克，少吃动物的血、头、脚、皮、内脏等胆固醇含量高的食物，可常吃一些水产类食物。

🟤 减少胆固醇的摄入量。高胆固醇血症患者每星期可吃2~3个鸡蛋；高甘油三酯血症患者每天可以吃一个鸡蛋。

🟤 避免饮酒。尤其是高浓度的蒸馏酒。

高血脂并发高血压的推荐食谱

	主食名	原料	做法
主食	芹菜粥	大米100克，芹菜50克，葱花、香油、盐、鸡精各适量	大米淘洗干净；芹菜择洗干净，切丁；锅置火上，倒入大米，加适量清水大火烧沸，转小火煮至米粒熟透的稠粥，放入葱花和芹菜丁煮5分钟，用盐、鸡精和香油调味即可
	荠菜粥	大米100克，荠菜50克，香油、盐、鸡精各适量	大米淘洗干净；荠菜择洗干净，切末；锅置火上，倒入大米，加适量清水大火煮沸，转小火煮至米粒熟烂的稠粥，放入荠菜末煮2分钟，用盐和鸡精调味，淋上香油即可
	芋头粥	大米50克，芋头25克	大米淘洗干净；芋头洗净，去皮，切块；锅置火上，倒入大米、芋头和适量清水煮至大米和芋头熟透的稀粥即可

菜名	原料	做法
凉拌洋葱	洋葱250克,红柿子椒25克,盐、白糖、醋、香油各适量	洋葱去蒂和老皮,洗净,切细丝;红柿子椒洗净,去蒂除籽,切丝;取小碗,放入盐、白糖、醋、香油搅匀,制成调味汁;取盘,放入洋葱丝和红柿子椒丝,淋入调味汁拌匀即可
茭白烧木耳	茭白250克,水发黑木耳50克,蒜末、葱花、盐、鸡精、植物油各适量	茭白去皮,洗净,切片;水发黑木耳择洗干净,撕成小朵;锅置火上,倒入植物油,待油温烧至七成热,炒香葱花,放入茭白和木耳炒至茭白片熟透,用盐、蒜末、鸡精调味即可
香菇扒茼蒿	茼蒿200克,鲜香菇100克,葱花、盐、鸡精、水淀粉、植物油各适量	茼蒿择洗干净,切段;鲜香菇去根,洗净,入沸水中焯透,捞出,切丝;锅放火上,倒入植物油,烧至七成热,炒香葱花,放入茼蒿炒熟,加香菇丝翻炒均匀,用盐和鸡精调味,水淀粉勾芡即可

汤羹名	原料	做法
莼菜豆腐冬笋汤	莼菜200克,豆腐100克,冬笋50克,葱花、盐、鸡精、植物油各适量	莼菜择洗干净;豆腐洗净,切块;冬笋去皮,洗净,切块;锅置火上烧热,倒入植物油,炒香葱花,放入豆腐块和冬笋块翻炒均匀,加适量清水大火煮沸,转中火煮5分钟,放入莼菜煮3分钟,用盐和鸡精调味即可
苹果胡萝卜汤	苹果、胡萝卜各100克,盐、味精、香油各适量	苹果洗净,去蒂除核,切块;胡萝卜洗净,切块;锅置火上,放入苹果块、胡萝卜块和适量清水烧沸,转小火煮至胡萝卜熟透,用盐和味精调味,淋上香油即可
番茄土豆汤	土豆、番茄各150克,植物油、盐、鸡精各适量	土豆去皮,洗净,切块;番茄洗净,去蒂,切块;锅置火上烧热,倒入植物油,炒香葱花,放入土豆块翻炒均匀,加适量清水煮至土豆块八成熟,倒入番茄块煮熟,用盐和鸡精调味即可

菜肴

汤羹

	茶饮名	原料	做法
茶饮	桂圆莲子羹	桂圆肉10克，莲子15克，银耳6克，冰糖适量	桂圆肉洗净；莲子洗净，用清水浸泡；银耳用清水泡发，择洗干净，撕成小片；锅置火上，放入莲子和适量清水煮至莲子熟软，加桂圆肉和银耳稍煮，加冰糖煮至溶化即可
	山楂荷叶茶	山楂15克，荷叶12克，泽泻10克	将所有材料一同放入杯中，用开水冲泡，加盖闷20分钟。代茶饮用，每日1剂，一般冲泡4～5次

高血压篇

高血压并发高尿酸血症怎么吃

● 限量嘌呤。食物中的嘌呤是产生外源性尿酸的基础。日常饮食应常吃蔬菜、水果、奶制品等嘌呤含量低的食物。禁食富含嘌呤的食物，如动物肝脏、肾脏及沙丁鱼、鲤鱼、小虾、肉汤等。

● 适量的碳水化合物。热量的主要来源应是谷类食物，如面粉、米类，但不要过量，因为其内含淀粉，淀粉在体内转变成葡萄糖，过多的糖可以增加尿酸的生成。

● 每日的饮水量应不少于2000毫升。水分有利于稀释尿酸浓度，也有利于尿酸排出。

● 每日蔬菜的摄入量应不少于500克，还应适量吃些水果。因为蔬菜、水果可使尿液碱化，有利于尿酸的排出并防止尿酸结石的形成。

● 每日盐的摄入量应少于5克。日常饮食中要避免食用肥禽、肥肉及一切脂肪含量高的食物。

● 戒除饮酒的习惯。因为酒精可引起体内乳酸累积而抑制尿酸的排出，增加体内尿酸盐的沉积。

高血压并发高尿酸血症的推荐食谱

主食名	原料	做法
银耳百合粥	干银耳、干百合各5克，大米50克	银耳、百合用水泡发；大米淘洗干净；锅置火上，放入银耳、百合、大米，加入适量水，大火煮开后改小火煮成稀粥即可
绿豆粥	大米40克，绿豆15克	绿豆淘洗干净，用清水浸泡6~8小时；大米淘洗干净；锅置火上，放入大米、绿豆和适量清水煮至大米和绿豆熟烂的稀粥即可
红薯粥	大米30克，红薯25克	大米淘洗干净；红薯洗净，去皮，切小丁；锅置火上，倒入大米、红薯和适量清水煮至米粒熟烂的稀粥即可

菜名	原料	做法
香椿拌黄豆芽	香椿芽30克，黄豆芽150克，葱末、盐、鸡精、香油各适量	香椿芽择洗干净，放入沸水中焯30秒，捞出，沥干水分，切末；黄豆芽择洗干净，放入沸水中焯至断生，捞出，沥干水分；取盘，放入香椿芽和黄豆芽，加葱末、盐、鸡精和香油调味即可
刀拍黄瓜	黄瓜200克，蒜瓣25克，盐、味精、醋、香油各适量	黄瓜择洗干净，去蒂，整根用刀拍裂，切小段；蒜瓣洗净，去皮，切末；取盘，放入黄瓜，加蒜末、盐、醋、味精调味，淋上香油即可

汤羹名	原料	做法
丝瓜汤	丝瓜150克，香菜10克，葱花、盐、味精、香油各适量	丝瓜刮净绿皮，洗净，切滚刀块；香菜择洗干净，切末；锅置火上，倒入丝瓜块、葱花和适量清水煮至丝瓜熟软，加盐和味精调味，淋上香油，撒上香菜末即可
辣白菜汤	朝鲜辣白菜100克，葱末、盐、味精、香油各适量	朝鲜辣白菜切丝；汤锅置火上，倒入辣白菜和适量清水大火烧沸，转小火煮10分钟，加少许盐和味精调味，淋上香油，撒上葱末即可

173

	茶饮名	原料	做法
茶饮	四妙饮	薏米15克，苍术、川牛膝、黄柏各9克	锅置火上，放入薏米、苍术、川牛膝、黄柏和1500毫升清水大火煎煮，煮沸后改用小火继续煮约20分钟，去渣取汁饮用即可
	双桑茶	桑寄生、桑枝各10克	桑寄生、桑枝放入杯中，冲入700毫升沸水，盖上杯盖闷约20分钟，代茶饮用即可

高血压并发肾功能减退怎么吃

● 摄入优质蛋白质

肾衰竭患者需限制蛋白质的摄取量，以减轻肾脏的负担。但蛋白质也不可吃得太少，否则会消耗身体的肌肉及内脏组织，所以必须摄取质优且利用价值高的动物性蛋白质食物，如鱼肉、瘦肉、鸡蛋、乳制品等。

● 补充维生素和微量元素

慢性肾衰竭病人应补充维生素B_1、维生素B_2、维生素B_6、维生素C、叶酸、活性维生素D等，微量元素主要是补充铁。而维生素A对肾脏不利，且维生素A在慢性肾衰竭病人的血中浓度升高，故不宜补充。

● 不可摄入过多钠离子

食盐、酱油、味精、番茄酱等含有大量的钠，加工及腌制罐头含钠量也很多，当肾功能不全时，无法将体内过多的钠离子排出，造成高血压、水肿、腹水、肺积水，增加心脏负担，日久易导致心力衰竭。

● 不可摄入过多钾离子

钾广泛存在于肉类、深绿色蔬菜、水果及干豆中。肾功能衰竭时，肾小管的再吸收功能减弱，肾脏清除率减低，造成血钾蓄积，应避免食用钾离子含量高的蔬菜、水果，并避免生食蔬菜。烹调时，蔬菜先用滚水烫过、去掉汤汁再用油炒，可减少钾的摄入量。

● 不可摄入过多磷离子

肾衰竭患者由于肾脏无法正常工作，多余的磷堆积在血液中，造成高血磷，可导致皮肤瘙痒及骨骼病变。因此，含磷较高的食物应避免食用或谨慎食用，食物烹调前用水焯烫，可去除部分磷。

● 不宜摄入过多水分

当肾脏衰竭且排尿减少时，水分会蓄积在体内，使心脏和血管的负荷增加，造成全身水肿、咳嗽、呼吸急促，并发心力衰竭、心包炎。因此，要少喝水。

高血压并发肾功能减退的推荐食谱

	主食名	原料	做法
主食	小米红枣粥	小米50克，红枣5枚	小米淘洗干净；红枣洗净；小米和红枣放入锅中，加适量清水煮至米粒熟烂的稀粥即可
	玉米糁绿豆粥	玉米糁50克，绿豆25克	绿豆洗净，用清水浸泡6~8小时；玉米糁淘洗干净；锅置火上，放入绿豆、玉米糁和适量清水煮至绿豆和玉米糁熟透的稀粥即可
	苦瓜肉末粥	苦瓜50克，瘦牛肉15克，燕麦片20克，大米50克，盐、鸡精、香油各适量	苦瓜洗净，去蒂除籽，切丁；瘦牛肉洗净，剁成肉末；大米淘洗干净；大米、燕麦片和牛肉末放入锅中，加适量水熬成稠粥；放入苦瓜丁拌匀，煮沸，加盐、鸡精和香油调味即可

	菜名	原料	做法
菜肴	炝拌蚕豆香菇	鲜蚕豆150克，鲜香菇50克，蒜末、葱花、盐、味精、植物油各适量	蚕豆去壳，洗净，煮熟，捞出，沥干水分；鲜香菇择洗干净，放入沸水中焯透，捞出，沥干水分，切丁；取盘，放入煮熟的蚕豆、香菇丁，加盐、味精和蒜末拌匀；炒锅置火上烧热，倒入植物油，炒香葱花，关火，将炒锅中的油和葱花一同淋在蚕豆和香菇丁上拌匀即可
	番茄豆腐	番茄150克，北豆腐50克，葱花、盐、鸡精、水淀粉、植物油各适量	番茄洗净，去蒂，切块；豆腐洗净，切块；炒锅置火上烧热，倒入植物油，炒香葱花，放入豆腐块翻炒均匀，加适量水烧5分钟，下入番茄块炒熟，用盐和鸡精调味，水淀粉勾芡即可
	清炒南瓜丝	南瓜150克，葱花、盐、鸡精、植物油各适量	南瓜去皮除籽，洗净，切丝；炒锅置火上烧热，倒入植物油，炒香葱花，倒入南瓜丝炒熟，加盐和鸡精调味即可

	汤羹名	原料	做法
汤羹	紫菜蛋花汤	干紫菜10克，鸡蛋1个，虾皮、香菜末、盐、香油各适量	干紫菜撕成小片，放入汤碗内；鸡蛋洗净，磕入碗内，搅散；锅置火上，倒入适量清水烧沸，淋入蛋液，搅成蛋花，放入虾皮搅匀，加盐和香油调味，撒上香菜末，离火，倒入汤碗中即可
	黄瓜肉片汤	黄瓜150克，瘦猪肉50克，酱油、料酒、淀粉、葱花、盐、鸡精、香油各适量	瘦猪肉洗净，切薄片，加酱油、料酒、淀粉拌匀，腌渍10分钟；黄瓜洗净，去蒂，切片；锅置火上，倒入适量清水烧沸，放入肉片煮熟，下入黄瓜片煮熟，加葱花、盐和鸡精调味，淋上香油即可
	虾球翠叶汤	鲜虾仁50克，油菜心100克，料酒、水淀粉、盐、鸡精、香油各适量	虾仁洗净，剁成虾泥，加料酒、水淀粉朝一个方向搅打上劲，制成虾球；油菜心择洗干净；汤锅置火上，倒入适量清水，放入虾球煮至熟透，放入油菜心煮2分钟，用盐、鸡精调味，淋上香油即可
	鲜奶鲫鱼汤	鲫鱼1条（约200克），鲜牛奶100克。葱花、姜丝、盐、植物油各适量	鲫鱼去鳞，除鳃和内脏，洗净；锅置火上烧热，倒入植物油，放入鲫鱼煎至两面的鱼肉变白，炒香葱花、姜丝，加入鲜牛奶和适量清水大火煮沸，转中火煮15分钟，用盐调味即可

	茶饮名	原料	做法
茶饮	蚕豆花茶	鲜蚕豆花40克（干花用20克）	将蚕豆花放入杯中，用开水冲泡，加杯盖闷20分钟。代茶饮用，一般冲泡3~5次
	草莓柚奶汁	草莓50克，去皮柚子100克，酸奶100克	柚子切成小块；草莓去蒂，洗净；将柚子块和草莓放入榨汁机中，加入酸奶，搅打成汁即可

高血压并发高胆固醇血症怎么吃

● 常吃全麦面粉、小米、玉米、燕麦等富含膳食纤维较多的食物，有利于胆固醇的排出；少吃含精制糖的食物，这类食物易引起血脂异常。

✿ 饮食清淡。不要吃用盐腌渍的食品，每日盐的摄入量应控制在3克以下。

✿ 严格限制动物脂肪的摄入，宜吃植物油，每日的烹调用油应少于25克；每日胆固醇的摄入量应低于300毫克，少吃动物的血、头、脚、皮、内脏及蛋黄等胆固醇含量高的食物，可常吃些海鱼。

✿ 每日蛋白质的摄入量为每千克体重摄入1克蛋白质，其中植物蛋白应占50%，每周最好吃2~3次鱼类蛋白质。还应常吃一些富含酪氨酸的食物，如酸奶、脱脂牛奶、豆腐等。

✿ 常吃含钙、钾、镁丰富而含钠少的食物。如奶制品、虾皮、绿叶蔬菜、海带、豆类及其制品。

✿ 适量饮酒。每天喝葡萄酒应控制在50~100克，每天喝白酒不宜超过50克。

高血压并发高胆固醇血症的推荐食谱

	主食名	原料	做法
主食	栗子焖饭	大米150克，栗子100克	栗子洗净，煮熟，去皮；大米淘洗干净；大米倒入电饭锅内，放入栗子，加入适量的清水蒸熟即可
	紫米粥	大米50克，紫米25克	大米和紫米分别淘洗干净；锅置火上，倒入大米、紫米和适量清水煮至米粒熟烂的稀粥即可
	炒饼	烙饼100克，白菜50克，葱花、盐、味精、植物油各适量	烙饼切丝；圆白菜择洗干净，切丝；炒锅置火上烧热，倒入植物油，炒香葱花，放入饼丝和圆白菜丝，淋入适量清水，炒至圆白菜熟软，加盐和味精调味即可

	菜名	原料	做法
菜肴	海带拌粉丝	水发海带150克，干粉丝10克，香菜末、盐、醋、白糖、鸡精、香油各适量	海带洗净，切丝，放入沸水锅中煮10分钟，捞出，凉凉，沥干水分；干粉丝剪成10厘米左右的段，洗净，入沸水中煮熟，过凉，沥干水分；取盘，放入海带丝和粉丝，用盐、醋、白糖、鸡精和香油调味，撒上香菜末即可

	菜名	原料	做法
菜肴	芹菜炒黄豆芽	芹菜250克，黄豆芽100克，葱花、盐、鸡精、植物油各适量	芹菜择洗干净，切段，放入沸水中焯透，捞出；黄豆芽择洗干净。炒锅置火上，倒入适量植物油，待油温烧至七成热，加葱花炒出香味。放入黄豆芽炒熟，倒入芹菜段翻炒均匀，用盐和鸡精调味即可
	麻酱拌菠菜	菠菜250克，芝麻酱5克，盐、味精、蒜末各适量	芝麻酱加清水调稀；菠菜择洗干净，放入沸水中焯烫30秒，捞出，沥干水分，切段，装盘，加盐、味精、蒜末、麻酱拌匀即可

	汤羹名	原料	做法
汤羹	黄豆芽紫菜汤	黄豆芽150克，干紫菜5克，葱花、盐、味精、香油各适量	黄豆芽择洗干净；干紫菜撕成小片；汤锅置火上，倒入适量清水烧沸，放入黄豆芽煮至断生，加葱花和紫菜搅匀，加盐、味精调味，淋上香油即可
	苦瓜豆腐汤	苦瓜100克，豆腐50克，葱花、盐、味精、香油各适量	苦瓜洗净，去蒂除籽，切片；豆腐洗净，切片；汤锅置火上，放入豆腐、苦瓜、葱花和适量清水煮至苦瓜熟软，加盐和味精调味，淋上香油即可
	白萝卜番茄汤	白萝卜100克，番茄50克，葱花、盐、味精、香油各适量	白萝卜择洗干净，切块；番茄洗净，去蒂，切月牙瓣；汤锅置火上，放入白萝卜块、葱花和适量清水煮至白萝卜块熟透，加番茄煮熟，用盐、味精调味，淋上香油即可

	茶饮名	原料	做法
茶饮	菊槐茶	菊花、槐花、绿茶各3克	菊花、槐花、绿茶放入杯中，冲入适量开水，盖上杯盖，闷10~15分钟即可饮用
	三鲜饮	白萝卜100克，鲜山楂50克，鲜橘皮15克	白萝卜择洗干净，切块；山楂和橘皮洗净；锅置火上，放入白萝卜、山楂、橘皮和500毫升清水煎煮20~30分钟，取汁300毫升饮用

高血压并发脑卒中怎么吃

● 视病人病情决定采用何种饮食，如管饲糊状饮食。一般应避免坚硬、大块、多渣及有骨、刺的食物。对进食有困难的病人，应注意饮食搭配要合理，否则极易发生营养不良。

● 经常摄入高钾食物。临床研究发现，常吃新鲜蔬菜和水果的人发生中风的危险性要低，表明富含钾的蔬菜和水果具有预防中风的作用。

● 日常饮食中，应多摄入富含类黄酮与番茄红素的食物，如南瓜、冬瓜、香菜、胡萝卜、番茄、辣椒、豆腐、香菇、西瓜、洋葱、柿子、苹果、葡萄、草莓、山楂等。这些食物对防止血管狭窄和血凝块堵塞脑血管有积极的作用。

● 多食含优质蛋白的食物。临床研究显示，多吃富含硫氨酸、赖氨酸、牛磺酸的鱼肉、鸡肉、鸭肉、兔肉、鸽肉等，不仅对维持正常血管弹性及改善脑血流有益，还能促进钠盐的排泄，有利于防止中风的发生。

● 饮食宜清淡，限量使用油脂。不食用肥禽、肥肉。

● 控制总热量的摄入，保持适宜的体重。

● 饮食不宜过甜。甜食含糖量高，可在体内转化成脂肪，容易促进动脉硬化。因此，应禁食精制糖、甜食、含糖饮料及纯糖制品。

● 不可食用咸味过重的食物。应忌食腌渍食品、腊味食品，因为太咸的食物含钠量过高，对脑卒中患者的健康不利。

● 不要吸烟。香烟中所含的尼古丁等成分，会导致微血管收缩、阻碍血液循环，因而提高了再度中风的危险性。

高血压并发脑卒中的推荐食谱

	主食名	原料	做法
主食	五谷糯米粥	荞麦、血糯米、燕麦、薏米各25克，干黄豆10克	干黄豆洗净，用清水浸泡6～8小时；血糯米淘洗干净，用清水浸泡6小时；薏米淘洗干净，用清水浸泡4小时；荞麦淘洗干净；燕麦淘洗干净；将黄豆、血糯米、薏米、荞麦、燕麦一同倒入锅中，加适量水煮沸，改小火熬煮成粥即可

	主食名	原料	做法
主食	山楂粥	山楂15克，大米50克	山楂洗净，去籽和蒂；大米淘洗干净；锅中加水煮开，放入山楂、大米煮沸，改小火熬煮成粥即可
	鲅鱼水饺	鲅鱼肉50克，韭菜50克，面粉100克，盐、鸡精、花椒粉、香油各适量	鲅鱼肉洗净，切末；韭菜择洗干净，切末；鲅鱼肉末和韭菜末混匀，加盐、鸡精、花椒粉和香油拌匀，制成饺子馅；面粉加水和成面团，揪成若干剂子，擀成饺子皮，包入饺子馅，制成饺子生坯，放入沸水中煮熟即可

	菜名	原料	做法
菜肴	清蒸鳕鱼	鳕鱼250克，香菜末、葱丝、红椒丝、姜丝、花椒粉、盐、料酒、酱油、水淀粉、植物油各适量	鳕鱼收拾干净，切段，加盐、花椒粉、料酒、酱油腌20分钟，装盘，送入烧开的蒸锅蒸15分钟，取出；炒锅置火上烧热，倒入植物油，炒香葱丝、红椒丝、姜丝，淋入蒸鱼盘内的汤汁烧沸，用水淀粉勾芡，浇在鳕鱼块上，撒上香菜末即可
	地三鲜	土豆50克，紫色长茄子150克，尖椒60克，葱花、蒜末、酱油、盐、鸡精、植物油各适量	土豆去皮，洗净，切滚刀块；茄子洗净，去蒂，切滚刀块；尖椒洗净，去蒂除籽，切块；炒锅置火上烧热，倒入植物油，炒香葱花，淋入酱油，放入土豆块和茄子块翻炒均匀，加适量清水炖至土豆块和茄子熟透，下入尖椒块和蒜末翻炒2分钟，用盐和鸡精调味即可

	汤羹名	原料	做法
汤羹	清汤鳗鱼丸	鳗鱼肉250克，豌豆苗25克，淀粉、葱末、花椒粉、盐、香油各适量	鳗鱼肉洗净，剁成鱼泥，放入碗中，加淀粉、葱末、花椒粉朝一个方向搅打至上劲；汤锅置火上，倒入适量冷水，将鱼泥制成大小均匀的鱼丸，下入汤锅内氽熟，加豌豆苗煮2分钟，用盐和香油调味即可
	木耳豆腐汤	水发黑木耳25克，豆腐150克，葱花、盐、鸡精、香油各适量	木耳择洗干净，撕成小朵；豆腐洗净，切丁；汤锅置火上，放入木耳、豆腐和适量清水煮沸，转小火煮5分钟，加葱花、盐和鸡精调味，淋上香油即可

	茶饮名	原料	做法
茶饮	首乌山楂茶	生山楂、何首乌（切片）各30克	生山楂、何首乌分别洗净，放入锅中，加适量清水煎煮20分钟，去渣取汁，每日代茶饮用
	芹菜汁茶	芹菜500克	芹菜择洗干净，放入沸水中烫3分钟，捞出切成细丁，捣烂取汁，代茶分3次饮用

高血压并发心力衰竭怎么吃

● 热能和蛋白质不要摄取过多

当心衰严重时，宜减少蛋白质的供给，每天每千克体重摄入0.8克蛋白质。另外，肥胖可加重心脏的负担，因此应使患者的体重维持在正常或略低于正常的水平，不宜采用高热能饮食。

● 补充维生素

维生素B_1缺乏可导致脚气病性心脏病，并诱发高排血量型的充血性心衰竭；叶酸缺乏可引起心脏增大伴充血性心力衰竭。

● 电解质摄入宜平衡

钙与心肌的收缩性密切相关。低钙可使心肌收缩性减弱，高钙又可引起期前收缩及室性异位收缩，所以保持钙的平衡在治疗中有积极意义。增加镁的摄入对治疗有利，镁可帮助心脏维持正常的节律。

● 钠盐不宜摄入过多

钠盐摄入过多会加重已有的心力衰竭的症状。为预防和减轻相关症状，应根据病情选用无盐、低盐饮食。

● 水不可摄入过多

如果心力衰竭比较严重，尤其是伴有肾功能减退，由于排水能力降低，可能引起稀释性低钠血症，这是顽固性心力衰竭的一个重要诱因。如果发生顽固性心力衰竭，应在采取低钠饮食的同时，适当控制水分的摄入，宜将液体摄入量限制为500～1000毫升，并采用药物治疗。

● 脂肪摄取不宜过多

由于过多的脂肪可抑制胃酸分泌，影响消化，并能包绕心脏、压迫心肌，而且腹部脂肪过多可使横膈上升，压迫心脏感到闷胀不适。

高血压并发心力衰竭的推荐食谱

	主食名	原料	做法
主食	裙带菜粥	水发裙带菜25克，大米75克	裙带菜洗净，切碎；大米淘洗干净；切碎的裙带菜和大米一同放入锅里，加适量水大火煮沸，改小火熬煮至米粒熟烂的稀粥即可
	鸡肉草菇水饺	鸡胸脯肉50克，草菇25克，茴香50克，面粉150克，葱花、姜末、盐、香油各适量	草菇择洗干净，切末；茴香洗净，切末；鸡胸脯肉洗净，剁成肉末，加葱花、姜末、茴香末、草菇末、盐和香油拌匀，制成饺子馅；面粉加水和成面团，搓成长条，揪成若干个剂子，擀成饺子皮，包入饺子馅，下入沸水中煮熟即可
	红豆粥	红豆20克，大米50克	红豆淘洗干净，用清水浸泡6~8小时；大米淘洗干净；将大米和红豆一同倒入锅内，放上适量的水熬煮成稀粥即可

	菜名	原料	做法
菜肴	清蒸三文鱼	三文鱼250克，葱丝、姜丝、盐、花椒粉、香油各适量	三文鱼收拾干净，切段，加盐腌渍20分钟，装盘，放上葱丝、姜丝、花椒粉、香油，送入烧开的蒸锅大火蒸10分钟即可
	黄豆芽拌红柿子椒	黄豆芽150克，红柿子椒50克，盐、味精、香油各适量	黄豆芽择洗干净，放入沸水中焯熟，捞出；红柿子椒洗净，去蒂除籽，切丝；取盘，放入焯熟的黄豆芽、红柿子椒丝，加盐、味精和香油拌匀即可
	蕨菜摊鸡蛋	干蕨菜25克，鸡蛋1个，盐、葱花、花椒粉、植物油各适量	干蕨菜用冷水泡发，择洗干净，切末；鸡蛋磕入蕨菜末上，加盐、葱花和花椒粉打散，搅拌均匀；炒锅置火上烧热，倒入植物油，淋入蛋液炒熟即可

	汤羹名	原料	做法
汤羹	生菜豆腐汤	生菜150克,豆腐50克,葱花、胡椒粉、盐、味精、香油各适量	生菜择洗干净,撕成小片;豆腐洗净,切块;汤锅置火上,放入豆腐和适量清水煮沸,转小火煮5分钟,下入葱花、胡椒粉和生菜大火煮2分钟,加盐、味精、香油调味即可
	番茄圆白菜汤	圆白菜100克,番茄50克,葱花、高汤、盐、鸡精、香油各适量	圆白菜洗净,切片;番茄洗净,去蒂,切片;汤锅置火上,倒入高汤烧沸,放入圆白菜和番茄煮熟,加葱花、盐和鸡精调味,淋上香油即可
	鸭丝萝卜汤	鸭胸脯肉50克,白萝卜100克,香菜末、葱花、高汤、盐、鸡精、香油各适量	鸭胸脯肉洗净,切丝;白萝卜择洗干净,切丝;汤锅置火上,倒入高汤烧沸,放入鸭肉煮熟,下入白萝卜丝煮熟,加葱花、盐和鸡精调味,淋上香油,撒上香菜末即可
	苋菜豆腐羹	苋菜100克,豆腐50克,盐、味精、水淀粉、香油各适量	苋菜择洗干净,切碎;豆腐洗净,切成小丁;锅置火上,放入适量清水和豆腐丁烧沸,下入苋菜煮1分钟,加盐和味精调味,用水淀粉勾芡,煮至汤汁黏稠,淋上香油即可

	茶饮名	原料	做法
茶饮	罗布麻茶	干罗布麻叶15克	将罗布麻叶放入杯中,用沸水冲泡,加盖闷15分钟。每日1剂,代茶饮用,一般冲泡4~5次
	菊普罗汉果茶	菊花、普洱茶、罗汉果各适量	菊花、普洱茶、罗汉果混匀,研末,每20克装入一个泡茶袋中,每日用沸水冲泡1袋饮用

高血压并发糖尿病怎么吃

💠 控制总能量的摄入，维持标准体重。根据患者的病情、体力活动和年龄等实际情况，由营养师确定不同患者的能量及各类食物的摄入量。

💠 碳水化合物占总能量的50%～60%，以含淀粉多的粮谷类食物为主。

💠 主食多选用不易升高血糖的全谷类和粗粮等食物，如全麦粉、荞麦、燕麦、玉米等。

💠 蛋白质供能占总能量的15%～20%，其中富含优质蛋白质的瘦肉、鱼、奶等提供的蛋白质应占蛋白质总量的50%左右。

💠 不吃肥禽、肥肉及脂肪含量高的食物。不用烟熏、油煎、油炸的烹调方法。有条件的话，可食用橄榄油、茶油等高油酸油脂。

💠 不宜过量食用甜味食品。高糖食物易被机体吸收而促使血糖升高、增加胰岛腺体的负担，从而加重病情。因此，不要吃糖果、食糖、蜂蜜以及含糖饮料。

💠 多摄入富含膳食纤维的食物。每日蔬菜的摄入量应不少于500克。

💠 不宜大量吃水果。水果易于消化和吸收，但含有较高的果糖，吃水果后会使血糖迅速升高，对患者稳定病情不利。但也不能一概不让患者吃水果，要根据患者的尿糖和血糖的控制情况灵活掌握，如尿糖不超过3个加号，空腹血糖不超过11毫摩尔/升（2000毫克/分升），又无酮症酸中毒的患者，可以少量吃些水果。

💠 饮食少盐、清淡。不要吃用盐腌渍过的食物。每日盐的摄入量应低于5克。

💠 尽量不喝酒或少量饮酒。

💠 合理安排就餐次数。每日至少3次，定时定量。餐后血糖较高者，可在总能量不变的前提下视情况将每日饮食分成四餐或五餐，同时还应防止出现低血糖。

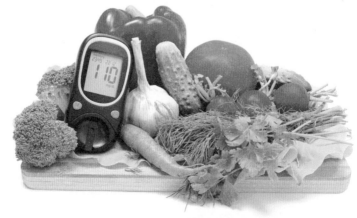

高血压并发糖尿病的推荐食谱

主食名	原料	做法
疙瘩汤	面粉75克，番茄50克，鸡蛋1个、葱末、盐、味精、香油各适量	面粉淋入适量清水搅拌成小疙瘩；番茄洗净，去蒂，切块；鸡蛋洗净，磕入碗中，打散；汤锅置火上，倒入适量清水烧沸，放入面疙瘩煮熟，下入番茄煮至熟软，淋入蛋液，搅成蛋花，加盐和味精调味，淋上香油，撒上葱末即可
南瓜粥	大米75克，南瓜30克	大米淘洗干净；南瓜去皮除籽，洗净，切块；锅置火上，放入大米、南瓜块和适量清水煮至大米和南瓜块熟透的稀粥即可
家常凉面	挂面75克，黄瓜50克，盐、味精、香油各适量	黄瓜洗净，切去两头，切丝；锅置火上，倒入适量清水烧沸，下入挂面煮熟，捞入碗中，加黄瓜丝、盐、味精、香油拌匀即可

主食

菜名	原料	做法
凉拌心里美萝卜	心里美萝卜150克，香菜10克，盐、味精、香油各适量	心里美萝卜择洗干净，切丝；香菜择洗干净，切末；取盘，放入心里美萝卜丝，加盐、味精调味，淋上香油，撒上香菜末即可
醋熘藕片	莲藕150克，葱花、盐、醋、味精、水淀粉、植物油各适量	莲藕去皮，洗净，切片；炒锅置火上烧热，倒入植物油，炒香葱花，放入藕片翻炒均匀，淋入适量清水烧至藕片熟透，加盐、醋、味精调味，用水淀粉勾芡即可
胡萝卜丝炒菠菜	菠菜150克，胡萝卜50克，葱花、盐、味精、植物油各适量	菠菜择洗干净，放入沸水中焯烫30秒，捞出，切段；胡萝卜择洗干净，切丝；炒锅置火上烧热，倒入植物油，炒香葱花，放入胡萝卜丝煸熟，下入菠菜翻炒均匀，加盐、味精调味即可

菜肴

	汤羹名	原料	做法
汤羹	菠菜土豆汤	菠菜150克，土豆50克，葱花、盐、味精、香油各适量	菠菜择洗干净，放入沸水中焯烫30秒，捞出，切段；土豆洗净，去皮，切片；汤锅置火上，放入土豆、葱花和适量清水煮至土豆片熟透，下入菠菜段搅匀，加盐、味精调味，淋上香油即可
	玉米蔬菜汤	熟玉米棒1个，莴笋100克，胡萝卜50克，葱花、盐、味精、香油各适量	熟玉米棒切段；莴笋择洗干净，切块；胡萝卜择洗干净，切滚刀块；汤锅置火上，放入熟玉米棒、莴笋块、胡萝卜块、葱花和适量清水煮至莴笋块和胡萝卜块熟透，加盐和味精调味，淋上香油即可
	金针菇豆角汤	豆角150克，金针菇50克，葱丝、盐、味精、香油各适量	豆角择洗干净，切丝；金针菇去根，洗净，放入沸水中焯透，捞出；汤锅置火上，放入豆角丝、葱丝和适量清水煮至豆角丝熟透，倒入焯好的金针菇，加盐和味精调味，淋上香油即可

	茶饮名	原料	做法
茶饮	麦冬牛奶饮	麦冬9克，牛奶100克	麦冬洗净，去芯；锅置火上，放入麦冬、牛奶和适量清水大火煮沸，转小火煮10分钟，去渣取汁饮用即可
	甘草藕汁饮	甘草6克，藕350克	甘草放入砂锅内，加适量清水大火煮沸，转小火煎煮25分钟，去渣取汁；藕去皮，洗净，切块，放入榨汁机中榨汁，倒入杯中，加甘草汁搅匀后饮用

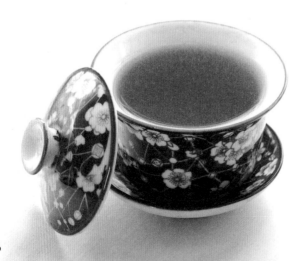

第 **4** 章

降脂降压日常饮食小细节

降脂篇

高脂血症患者不应彻底拒绝脂肪

　　脂肪是人体主要的供给能量的营养素之一，有些脂溶性维生素，比如维生素A、维生素D、维生素E、维生素K都需要脂肪的协助才能被人体吸收。另外，有一些不饱和脂肪酸是人体必需的，要从摄入的含脂肪的食物中摄取。所以，高脂血症患者彻底拒绝脂肪的做法是不科学的。正确的摄取脂肪的做法是：多摄取植物脂肪，少摄取动物脂肪，每天脂肪的总摄入量应控制在40~55g，每日烹调油的摄入应不超过25g。

高脂血症患者外出就餐的饮食原则

　　餐前喝一些白开水，进餐时多吃清淡少油、少盐、低糖的食物，尽量不喝或少喝酒，火锅汤、肉汤最好不喝，因为肉汤中嘌呤较多，可使体内尿酸增多，加重肝、肾及心脏的负担。

含胆固醇的食物应适量摄入

　　高脂血症患者应该适量摄入含有胆固醇的食物，但一概不吃含胆固醇的食物是不科学的。因为胆固醇也是人生命活动中不可缺少的重要营养物质，它对人体可起到两方面的生理作用：胆固醇是人体细胞膜的重要成分；胆固醇又是合成胆汁酸、类固醇激素及维生素D等生理活性物质的原料，所以说摄入足量的胆固醇对人的健康是至关重要的，但是不能过量，过量则有害于人体。高脂血症患者应把每天胆固醇的摄取量控制在300毫克以下，胆固醇偏高者可在此基础上酌减。

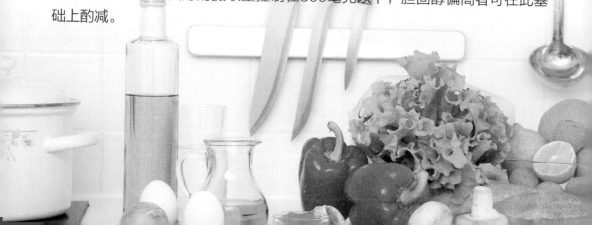

适宜高脂血症患者的烹调方法

　　高脂血症患者的饮食除了要遵循低脂低热量的原则外，烹调方法也需要认真选择，有的食物可能会因为烹调方法不同而增加很多热量。以下几种烹调方法值得推荐：

1

蒸　蒸是以蒸汽为介质加热的烹调方法，使用比较普遍。

2

煮　将食物放在开水中煮熟的方法。

3

拌　用调料直接调制原料成菜的烹调方法。

4

炖　将原料加水，大火烧开后改用小火，加热至原料熟且汤汁醇厚的一种烹调方法。

5

汆　将原料置于开水中快速致熟的烹调方法，多用于制作汤菜。

6

涮　用火锅将水烧沸，把切成薄片的主料投入其中致熟，以供食用的一种烹调方法。

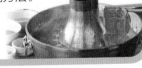

7

熬　将原料加汤水或调味品（料酒、葱、姜等），用火慢煮而致熟的烹调方法。

高脂血症患者常吃鱼的好处

　　鱼类食物的胆固醇和脂肪的含量较低，并富含优质蛋白质。最重要的是鱼类食物含有DHA（二十二碳六烯酸）和EPA（二十碳五烯酸）。这两种脂肪酸具有降低胆固醇的功效，在海鱼中的含量比淡水鱼中高，因此常吃鱼，尤其是吃三文鱼、带鱼这样的海鱼，对防治高脂血症有较好的辅助疗效。

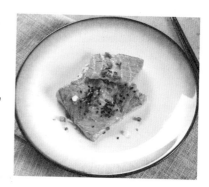

高脂血症患者要根据季节调整饮食

　　研究发现，人的血脂水平在不同季节有非常显著的差异。血清胆固醇水平以秋季最高，夏季最低，而血清甘油三酯水平春季最高，秋季最低，所以秋季要减少蛋黄、动物内脏等高胆固醇食品的摄入，可适当增加动物性脂肪和植物油的摄入，防止血清胆固醇的增高和甘油三酯的减少，保证冬季的热量供应。夏季可适当增加蛋黄和动物肉类食品，保证体内所需胆固醇的供应。春季血清甘油三酯水平偏高，所以春季要减少动物性脂肪的摄入，同时要控制总能量的摄入。了解了这一规律，高脂血症患者就可以根据不同季节胆固醇和甘油三酯不同水平的特点，来相应调整饮食结构以稳定血脂。

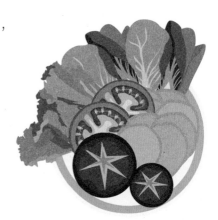

高脂血症患者最好不喝咖啡

　　美国卫生部门曾对1000多名男士和500多名女士进行的有关研究表明，每日饮咖啡或含咖啡因饮料5杯以上的男士，其血中胆固醇比不饮此类饮料的人要高，可使与动脉硬化有关的低密度脂蛋白明显增多，表明咖啡有促进动脉硬化的作用。而妇女组中饮用量较少，胆

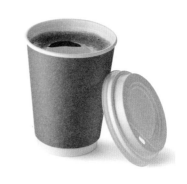

固醇含量仅略高于常人。因此，常饮咖啡或含咖啡因的饮料，易促进动脉硬化，高脂血症患者常饮咖啡，特别是饮浓咖啡，会加速病情恶化。

血脂高者宜常吃全素晚餐

高脂血症患者如果能经常吃顿全素晚餐，对控制血脂大有益处。人在白天的活动量大，热量消耗也大，即使吃高脂、高热量的食物，也会被消耗掉。但在晚上吃过多高热量的食物，情况就完全相反。因为人在晚餐后基本没有多少活动量，过剩的热量在体内就会转化为脂肪，导致血脂升高。有研究证实，晚餐常吃荤食的人比常吃素食的人血脂要高3～4倍。

清淡的素食不但有利于降低血脂，而且也有降低血黏度、改善血液循环的作用。血脂偏高的人晚餐最好以素食为主，即便不能保证每天素食，一周也最好吃2～3次全素晚餐，常吃白菜、芹菜、西蓝花等富含膳食纤维的蔬菜。

以荤食为主的晚餐，偶尔吃一顿是可以的，但最好把晚餐安排得早一点，并要严格控制饮食量。如果做不到，就推迟睡觉时间，或者通过饭后散散步来加速多余热量的消耗。

如果晚餐经常吃荤食，不仅会增加胃肠负担，还会使血压上升，加上睡觉时血流速度减慢，大量血脂就会沉积在血管壁上，从而引发动脉硬化。

甘油三酯较高的患者不能饮酒

戒酒对甘油三酯较高的患者来说至关重要。因为酒精会刺激甘油三酯的合成，使血中甘油三酯的含量升高；甘油三酯较高的患者饮酒，可发生急性坏死性胰腺炎，严重的还会危及生命。

适量喝水有利于降低血脂

喝水能够起到稀释血液的作用。而血液过于黏稠会引起血液循环状态的改变，是引发疾病的根源。睡前和起床后适时补充些水分，对防止血液黏稠，保持体内血液循环顺畅很有效。平时也应注意补水，特别是喝一些对健康有益的茶水，对降低血脂、改善血液在微小血管中的流动作用很明显。但喝水并不是越多越好，也要适量，一般一天内喝2000毫升比较合适。一次也不宜喝太多，一般半杯或一杯（200毫升）为宜。

尽量多吃粗粮有利于控制血脂

所谓粗，就是尽量减少精白米饭等细粮的摄入，因为只有吃足够多的纤维，才能有效地降低米饭的消化速度，同时可以在肠道中吸附胆固醇和脂肪，起到降低餐后血脂的作用。这样也可以让人吃得慢一些、食量小一些，有利于控制体重。

少吃夜宵可防止血脂升高

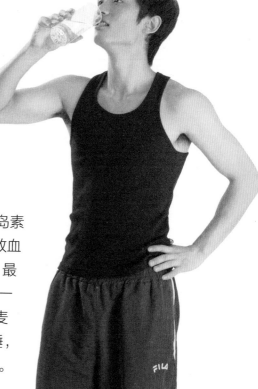

饮食习惯与血脂高有密切的关系，而夜间进食就是其中的不良因素之一。人体的胆固醇合成主要是在夜间完成的，经常夜间进食，会导致肝脏合成的血胆固醇明显增多，扰乱身体正常的新陈代谢，成为引发血脂异常、动脉粥样硬化的因素之一。同时，经常吃夜宵会反复刺激胰腺，使胰岛素分泌量增加，时间长了便造成分泌胰岛素的胰腺β细胞功能减退，甚至提前衰退，导致血脂的异常。如果是由于加班等感到肚子饿，最好选择吃一些富含碳水化合物的食物，比如一杯脱脂牛奶或豆浆、清淡的粥、一两片全麦面包、适量水果。另外，一定不要吃完就睡，睡前至少要留出1个小时左右让食物充分消化。

血脂高者吃肉有讲究

高脂血症患者应该多吃"白肉"，如鸡肉或鱼肉。但有些高脂血症患者只喜欢吃"红肉"，即猪肉、牛肉、羊肉。较之猪肉和羊肉，牛肉更适合高脂血症患者。因为对于血脂高的人来说，不但要控制胆固醇的摄入量，也要控制热量摄入。牛肉的胆固醇含量虽然和猪肉、羊肉相近，但其所含的热量远远低于猪肉和羊肉。此外，牛肉后腿部位的脂肪含量较少，胆固醇含量也较低，更适合高脂血症患者。高脂血症患者每天宜吃100克肉，宜清炖，避免红烧，炖时可加一些胡萝卜、白萝卜，可降低身体对胆固醇及脂肪的吸收。

高脂血症患者无须额外补充维生素E

许多高脂血症患者服用维生素E，认为维生素E具有降脂功效。其实血脂较高的老年患者如果摄入过多的维生素E，不但没有任何降血脂作用，还会出现胸闷、腹泻、血栓性静脉炎、乳腺增生等副作用，老年男性患者每天补充0.1克维生素E，就可能因乳腺增生而呈现乳房女性化。对高脂血症患者来说，日常饮食均衡完全可以满足其对维生素E的需求，无须再额外补充维生素E。

降压篇

高血压患者要减少糖的摄入量

高血压患者如果摄入过多的糖分，会在体内产生大量热量，当其超过生理需要时，剩余糖分就会转化为脂肪而贮存在体内。然而体内过多的脂肪堆积，会使身体发胖，体重增加，为满足超重的血液供应，机体就会通过升高血压来完成。另外，过多的脂肪堆积会使体内胆固醇水平增加，过多的胆固醇很容易在血管壁上沉积，从而促进动脉硬化的形成，加重高血压。

高血压患者可适量食用蜂蜜

蜂蜜属温性食品，其主要成分是葡萄糖和果糖，还含有少量的麦芽糖、蔗糖、糊精、树胶、含氮化合物、有机酸及铁、锰等矿物质。蜂蜜不但营养素丰富还是润肠、通便的佳品。高血压患者常吃蜂蜜可治疗便秘，使大便通畅，这样可减少高血压性心脏病突发事件的发生。高血压患者治疗便秘时可早晚取少许蜂蜜用温水冲服饮用。

高血压患者喝水宜少量多次

不少高血压患者会发现，每每在一次喝下太多的水后，血压会骤然升高，同时还伴有头晕、恶心、呕吐等一系列"水中毒"症状。原来，摄入的大量水分会快速进入血液，导致血压升高。此外，要是脑血管里有过多的水分进入脑细胞，颅压就会迅速增高，从而出现头晕等症状。所以，提醒高血压患者，尽量不要一次喝过多的水。高血压患者要培养少量多次喝水的习惯，例如在起床后、午间、傍晚和入睡前各喝一杯水等。

高血压患者家中应备小盐匙

如今不少家庭使用的盐勺都相当大，有的用普通的汤匙，炒菜时一挖就是半勺；或者是干脆把盐袋剪开口后直接往锅里倒，这样放盐一次至少就5~6克，一餐做上一碗汤、三个菜，20克盐就放进去了。建议高血压患者家中都备一把小盐匙，能够帮助高

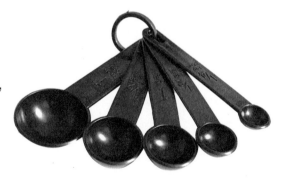

血压患者更好地限盐。有一种小盐匙，平平的一勺就是2克，对掌勺的人来说，放盐时心里就有谱了。

高血压患者不宜过多摄入味精

许多高血压患者都知道，少吃盐对高血压的治疗具有非常重要的意义。不过，有些高血压患者为控制食盐的摄入而改用味精来提味，这同样不利于血压的稳定和病情的控制。

这是因为，食盐的成分是氯化钠，钠摄入过多可在人体内引起体液特别是血容量增加，从而导致血压升高，心脏负担加重。而味精的主要成分是谷氨酸钠，在人体内会分解形成谷氨酸和钠离子，所以味精吃多了同样会加重高血压。因此，为了从根本上使血压得到控制，应从忌口开始做起，少吃盐和味精，慢慢纠正不健康的饮食习惯。

高血压患者要远离咖啡

因为咖啡中的咖啡因能使血压上升5~15毫米汞柱，如原来血压为120/60毫米汞柱，喝完咖啡后，可能上升至135/75毫米汞柱，而血压如果超过140/90毫米汞柱对健康就有不利影响。所以，高血压患者应远离咖啡，尤其是在情绪紧张时，更不能用咖啡缓解情绪，这样做会使血压升高得更多。因为咖啡因加上情绪紧张，就会增加致病危险性。有家族高血压病史的人，也就是所谓的高危险人群，在摄取咖啡因后，血压上升最多。所以高血压患者不宜喝咖啡，更不宜在情绪紧张时喝咖啡。高血压的危险人群尤其应避免在工作压力大的时候喝含咖啡因的饮料。

高血压患者要少吃放食用碱的发酵面食

因为一些发酵面食里放食用碱，食用碱的主要成分是碳酸钠。如果高血压患者以发面食品作主食，仍然不能避免或减少机体对钠盐的摄入，比如吃250克加碱馒头相当于增加了2克盐，如果一个人每天吃8两（400克）的馒头，无形之中就增加了3.2克的盐。所以，高血压患者不宜常吃放食用碱的发面食品。需要严格忌盐的高血压患者，最好以米为主食，或者改吃不发面的面食。

高血压患者夏天不渴时也要补水

盛夏时节，由于出汗多，血液易浓缩，人在睡眠或安静等血流缓慢的情况下，容易形成血栓。因此，高血压患者发生脑血管栓塞、心肌梗死的比例要明显高于其他人。所以，高血压患者在夏季要特别重视补充足够的水分，即使感觉不渴也要适当补充一些水分，特别是出汗多的情况下更应及时补充水分，以稀释血液，降低血栓形成的危险。

无合并糖尿病的高血压患者可增加新鲜水果的摄入量，合并糖尿病的高血压患者补水应以清茶或凉开水为主。由于每个人出汗量的不同，每日所需的水分也不同。应以每日1500毫升的尿量为标准，也就是说只要每日有1500毫升左右的尿量即表示体内的水分足够。

高血压患者宜常吃鱼

鱼类降低血压的机制可能是通过促进钠的排泄，直接降压，保护血管壁，或通过所含的必需氨基酸参与各种机制对血压的调节。

另外，鱼类蛋白是一种优质蛋白质，老年高血压患者容易出现低蛋白血症及肾功能不全，所以更应提倡适量多吃优质蛋白。实践证明，低蛋白血症与高血脂相比是引起中风的更危险的因素。因此，高蛋白饮食还有预防高血压患者中风的效果。

总之，鱼类含有不饱和脂肪酸及优质蛋白质，多食鱼类对防治高血压及其并发症很有益处。但是，有一些鱼的胆固醇含量相当高，不适宜高血压患者食用，例如鳝鱼等。

高血压患者可以吃鸡蛋

由于鸡蛋中的胆固醇含量高，一些高血压患者因此不敢吃鸡蛋。每百克鸡蛋中含胆固醇585毫克，1个重50克的鸡蛋中含胆固醇292毫克。鸡蛋的营养价值较高，又含有较多的卵磷脂，对血清胆固醇水平正常的高血压患者来说，每周吃3～4个鸡蛋不会有不良影响。但对血清胆固醇高，尤其是高血压合并冠心病的患者来说，还是少吃鸡蛋为好，鉴于胆固醇主要存在于蛋黄中，所以吃鸡蛋时最好不吃蛋黄，但吃蛋白无妨。

这样吃花生能降血压

花生含有多种脂肪酸，其中80%以上为不饱和脂肪酸，且近一半为亚油酸，具有降低血压的作用。临床观察发现，用醋浸泡花生米1周以上，每晚服7～10粒，可使高血压患者的血压下降，有的甚至能接近正常水平；花生壳也有降压的作用，将花生壳洗净冲开水代茶饮，对高血压有一定的疗效。

花生属于高热量、高脂肪的食物，所以宜常食，但不宜多食。另外，霉变的花生含有黄曲霉毒素，可以致癌，所以受潮发霉的花生应扔掉不宜食用。

减少降压药不良反应的食物

● 降压药物的不良反应。临床在治疗高血压病时，常常将降压药与利尿剂配伍使用。但是有些利尿剂在协同降压药起到降压作用的过程中在排出钠和水分的同时，也把钾排掉了。人体一旦缺钾，就会出现全身无力、疲乏、心跳减弱、头昏眼花、肌肉麻痹、感觉迟钝等症状。高血压患者体内长期缺钾，还会增加中风的机会。

● 食物巧解决。在服用利尿剂期间，多吃富含钾元素的食品，可补充钾的流失。富含钾的食物有柿子、西瓜、香蕉、橘子、葡萄干、脱脂奶粉、大豆、菠菜、西红柿等。每天吃两棵菠菜和两个西红柿就能补充大约1克的钾，满足人体的需要。但是不可擅自服用补钾剂，因为补钾过多对人体有害。从食物中补钾是最安全的。

高血压患者的节日饮食

● 应遵守低脂、低热量的原则。

● 吃饭速度不宜过快。

● 节日中的饮食要做到有粗有细、不甜不咸、三四五顿（指在每日总热量一定的情况下少吃多餐）、七八分饱。

● 每天摄入碳水化合物250～400克。

● 节日期间每天应该吃500克新鲜蔬菜及水果。

● 每天进食三到四份含优质蛋白的食物，每份指瘦肉50克，或豆腐50克，或鸡蛋1个，或鱼虾50克，或鸡鸭50克，其中以鱼类和豆类的蛋白质为好。

● 每天喝一袋牛奶，可有效弥补节日膳食中钙摄入普遍偏低的不足。也可用酸奶、低乳糖奶来代替。

高血压患者的四季饮食调养

我国一年四季的气候变化较大，中医学认为，应根据气候变化的特点进食，才有利于身体的强健，达到人体的阴阳平衡。高血压患者更应结合自身疾病的特点，顺应四季进行科学的饮食，对稳定病情有帮助。

高血压患者的春季饮食调养

高血压患者春季饮食宜"省酸增甘，以养脾气"。多食银耳、牛乳、山药、木耳、薏米，以清肝养脾；少食或不食生冷食物。春季干燥，更需补充维生素，如春季以菠菜最佳，其中含有大量的抗氧化剂，可抗衰老，防止记忆力减退。老年高血压患者春季还可喝一些保健花粥，如桃花粥、槐花粥，经常饮用，可软化血管，防治动脉硬化，是难得的绿色保健食品。

高血压患者的夏季饮食调养

- 控制膳食中的脂肪及过多的谷类主食。
- 将膳食中的盐包括所有食物中的钠折合成盐，减少到每日平均4克左右。
- 增加含钾、钙丰富的新鲜蔬菜、水果及豆制品。
- 增加鱼类、禽类等富含优质蛋白质且脂肪含量较低的动物性食物。
- 每天饮250毫升牛奶，每周吃鸡蛋不超过4个。
- 最好不饮白酒，每人每日的饮酒量不超过20毫升。

高血压患者秋季饮食调养

- 切忌盲目进补。高血压患者要结合自身特点以清补、平补为主，选择一些既有降压功效，又含丰富营养的食物，如银耳、山药、莲子、燕麦、百合、芹菜等，有助于增强体质。

- 忌过量进食。秋季天气宜人，高血压患者往往胃口大开。所以，在秋季饮食中，要注意适量，包括主食、荤食、水果等，不能因为好吃、有营养或爱吃而放纵食欲，大吃大喝。

- 避免过食油腻。饮食中可以适当多选用高蛋白、低脂肪的禽类、鱼虾类和大豆类制品，其中的不饱和脂肪酸和大豆磷脂既可养生又可降压。

- 吃水果、蔬菜也有讲究。宜常吃山楂、柚子、苹果、香蕉、猕猴桃、梨、柑橘、柿子、甘蔗、菠萝及西葫芦、胡萝卜、西红柿、茄子、冬瓜、萝卜、土豆、藕、荸荠、洋葱、绿叶蔬菜、海带、紫菜、香菇、木耳等，这些水果和蔬菜中含有丰富的钾离子，可以对抗钠离子升高血压的作用，同时还能生津润燥、益中补气。

- 高血压患者常吃黑木耳。秋季高血压患者容易血黏度高，日常饮食中最好常吃些黑木耳，黑木耳具有降低血黏度、降低血脂的功效，常吃黑木耳血液不黏稠，不容易患脑血栓，也不容易患冠心病。

高血压患者冬季饮食调养

中医认为，高血压患者冬季服用补药必须有针对性。

- 有头晕、口干心烦、面红赤、耳鸣、腰酸、舌红、脉细数等症状的高血压患者，应属虚热体质，宜选用鳖甲、冬虫夏草、龟板、西洋参、枸杞、牛膝等补阴药，也可服用龟鳖丸，既有益于降低血压，缓解头晕、目眩、耳鸣等症状，又可增强体质，促进康复。

● 高血压患者随意服用人参、鹿茸等具有湿热、升散特性的补气壮阳药，不仅对降血压无益，反而会加重病情。

● 气虚的高血压患者切勿服用峻烈补气壮阳之品。而应以补阴为基础，采用药性平和的补气方剂进行缓补。

● 若常感胸闷、苔腻不化的高血压患者，应慎用补药。最好在医生指导下，先服用具有健脾化湿及祛痰等功效的中药调理，待上述症状缓解或基本消失后，再酌情选服补药。

患有高血压的老年人如何滋补

● 肾精亏虚型。

临床表现：夜尿频多、尿后余沥、舌质多淡白、脉虚弱。可用鹿茸、鹿角胶、紫河车、海参、阿胶、何首乌、花粉、鸡肉、冬虫夏草、牛骨髓等滋补。

● 心肾不交型。

临床表现：目眩、耳鸣、心悸、胸闷、虚烦不眠、潮热盗汗、腰膝酸软、下肢浮肿、食欲减退、舌红无苔，脉虚细数。可用银耳、燕窝、猪脑、猪髓、乌骨鸡、鸽肉、灵芝草、泥螺、黑芝麻、山药、熟地黄、枸杞子、天门冬、何首乌等滋补。

● 阴虚阳亢型。

临床表现：头晕目眩、眼涩、视物模糊、耳鸣如蝉、四肢麻木、口舌干燥、心烦失眠、舌质红嫩。可用女贞子、枸杞子、何首乌、天麻、柏子仁、龟板、猪脑、黑芝麻、蛤蚧等滋补。

降脂降压小窍门

步行可以降脂，并可让血液变得干净

步行这种有氧运动有助于低密度脂蛋白胆固醇值的下降、高密度脂蛋白胆固醇值的升高，更能够帮助身体内脂肪燃烧，达到减肥的效果。刚开始步行会消耗肌肉中的糖原作为能量，约20分钟过后则开始消耗身体内的脂肪来提供能量。正确的姿势是：注视前方；下巴抬高；步行时用力缩紧小腹；步伐尽量大，以脚后跟落地，并以脚尖踏出步伐。最好1次步行20分钟以上，平日里不经常运动的人可从10分钟开始慢慢增加。目标是每次步行30~60分钟，每周至少步行3次。

降脂体操

第一节：坐在凳子上，左右腿交替举高10次，脚背绷直，保持30秒。

第二节：取仰卧位，左右脚依次举高10次（脚跟离地面的距离约10厘米），保持30秒。

第三节：取仰卧位，两脚并拢向上抬起，举高至与身体垂直，反复做10次。

降压体操

● 擦颈 ①自然站立，两臂自然下垂于体侧，两脚分开与肩同宽。②两臂屈肘，上移于肩部，首先用两手掌轻轻拍打肩部2分钟，再将两手掌贴于后颈部，两手摆成"八"字形，并沿着"八"字的延长线来回擦颈，共擦90个来回。

● 甩臂 ①自然站立，全身放松，两臂自然下垂于体侧，掌心向内，两脚分开与肩同宽。②两膝微屈，身体重心下移，两臂伸直前后用力来回摆动，前摆时两臂和身体纵轴的夹角不超过60度角，后摆时不超过30度角，一般每次摆动300~500次，以身体发热、微出汗为佳。

● 摆腿 ①面对墙站立，两手扶墙。②以髋关节为轴，右腿前后摆动200次（前后摆动的幅度为30~45度角），换左腿前后摆动200次。

高血压的三级预防

高血压病也是可以预防的，即便是已经患了高血压病，只要能引起高度重视，采取积极的态度，正确防治，也可以减少高血压引起的并发症，将其危害降到最低限度。

一级预防

目的：使高血压的高危人群在血压未升高前进行预防。

要求：

● 合理饮食。

限盐：建议每人每日摄盐量低于5克。

补钾：常吃含钾丰富的新鲜水果、蔬菜以及豆类及其制品。

补钙：常吃含钙丰富的奶及奶制品、豆类及其制品。

增加优质蛋白：禽、兔类及鱼类的蛋白质是比较优质的。

保持脂肪酸的良好比例：食用油以植物油为主，少食含饱和脂肪酸较多的肥肉和肉制品。

限制饮酒：建议成年人每天摄入的酒精量不超过15克。

● 控制体重。

● 科学锻炼。每次运动30~45分钟，每周3~4次。

● 保持心态平衡。

二级预防

目的：使已患有高血压病的人血压降低，并使血压下降到或接近正常范围。

要求：

1.二级预防一定要在严格落实一级预防的基础上进行。

2.选用合适的降压药物。

3.一般高血压患者的血压应降至140/90毫米汞柱以下；能耐受的患者将血压降至130/80毫米汞柱以下最为理想。

4.血压已有良好控制、但没有胃肠道及其他部位严重出血者，建议服用小剂量阿司匹林，可以降低血黏度，保护心脑血管系统。对胆固醇高的病人，还要进行降胆固醇治疗。

5.根据血压高峰时间与降压药物在人体的最高浓度时间同步的原则选择最佳的服药时间。

6.为了了解血压是否真正降至正常水平，要测量血压高峰时间的血压，即每天上午6～10点、下午4～8点的血压。

三级预防

目的：帮助高血压病患者预防或减少靶器官（心、脑、肾、眼底等）的并发症。

要求：

1.要认真做到一级、二级预防。

2.要进行科普宣传，医生要带头宣传，家人要向病人宣传，病人要相互宣传，使越来越多的高血压病患者了解预防心脑血管意外的科普知识。

3.消除那些不必要且有害的忧愁、惧怕、担心及麻痹大意的心理。

4.定期检查，按医生的医嘱认真服药治疗。

高血脂的三级预防

高血脂的预防分为三级预防。一级预防指的是病因预防，二级预防指的是降血脂治疗及生活预防；三级预防指的是针对高血脂出现并发症的治疗，以下详细为您介绍高血脂的预防问题。

一级预防

1.高血脂高危人群需定期进行健康体检。

高血脂高危人群包括：中老年男性；绝经后的妇女；有高脂血症、冠心病、脑血管病家族史者；各种黄色瘤患者；超重或肥胖者。上述人群要注意自我保健。

2.积极治疗可引起高脂血症的疾病，如肾病综合征、糖尿病、肝胆疾病、甲状腺功能减退等。

二级预防

1.进行药物治疗。药物治疗必须在医生指导下进行，并定期复查肝功和血脂。降脂药物主要有：贝特类，以降低甘油三酯为主，如力平之等；他汀类，以降低胆固醇为主，如辛伐他汀、普伐他汀等；天然药物类，对降低胆固醇和甘油三酯均有效，且可以升高高密度脂蛋白，具有综合调节血脂的功效，且副作用小。

2.进行运动治疗。适当运动有助于减肥降脂，运动时要强调呼吸，比如轻快地散步，慢跑，游泳，骑自行车和打网球。

3.进行饮食治疗。饮食清淡，粗细搭配。平时多吃绿叶蔬菜、瓜果，少吃动物脂肪及含胆固醇的食物，晚餐宜少，少吃甜食。常吃抑制血小板凝聚、防止血栓形成的食物。如黑木耳、玉米、丝瓜、大蒜、洋葱、香菇、三七花、山楂、柠檬等。多吃辅助溶血栓的食物。如西红柿、红葡萄、苹果、猕猴桃、橘子、生姜等。少吃富含胆固醇和脂肪的食物，如猪肉、猪肝、鸡皮、鱿鱼、鸡蛋黄等。多饮水，尤其是矿泉水和绿茶，少喝咖啡。最后，还要戒烟戒酒。即使少量饮酒也可使高甘油三酯血症人群的甘油三酯水平进一步升高。戒烟和避免吸入二手烟，有利于改善高密度脂蛋白胆固醇水平。

三级预防

高血脂的三级预防主要是针对冠心病、胰腺炎、脑血管病等并发症的治疗。这时就要多听主治医生的建议，配合各种治疗措施，在降血脂的同时治疗并发症，改善生活质量，用平静的心态面对疾病，轻松快乐地生活。

高血压病临床经典验方

中医对高血压病的防治有着悠久的历史和丰富的临床经验，以下验方源自古今中医文献，均是治疗高血压病的有效临床验方。

菊花酒

组成	甘菊花500克，当归、生地黄、枸杞子各200克，糯米1000克，酒曲适量
用法	将前4味加水5000毫升，煎取浓汁，糯米水浸，沥干，蒸熟，凉凉，放入容器中，再加入药汁、酒曲（先研末），搅匀密封，放在比较温暖的地方发酵，7天后即可服用。每天服用2次，每次服用30毫升

龙胆菊槐茶

组成	龙胆草10克，菊花、槐花、绿茶各6克
用法	将龙胆草、菊花、槐花、绿茶一同研成粗末，放进瓷器中贮存。每天取30克，放入保温瓶中，冲入500毫升开水，闷泡30分钟后去沉渣，即可服用，每天分3次服完

四草汤

组成	夏枯草12克，益母草9克，龙胆草6克，甘草6克，芍药9克
用法	水煎服，每天1剂，每天分2次服下

桑菊平肝汤

组成	桑菊10克，菊花10克，夏枯草20克，生地黄20克，白芍15克，牡蛎30克，黄芩10克，钩藤15克，天麻15克，石决明30克，甘草6克
用法	水煎服，每天早、晚各服用1次

地龙牛膝汤

组成	地龙10克，牛膝15克，地骨皮15克，川芎12克，菊花20克，夏枯草30克，玉米须30克
用法	水煎服用，每日1剂，每天分2次服用

息风汤

组成	青葙子30克，槐米20克，白蒺藜20克，昆布20克，川芎10克，僵蚕10克，地龙12克
用法	水煎服，每天1剂，每天分2次服下

丹参蒺藜汤

组成	紫丹参30克，刺蒺藜15克，夏枯草30克，马兜铃30克，代赭石30克（碾成细末），丹皮15克，怀牛膝15克，钩藤15克
用法	水煎服，每天1剂

高脂血症临床经典验方

中医典籍中无高脂血症一词，但高脂血症的症状，散见于"眩晕""中风""脑痹"等种种病证之中，属"痰浊""痰痹"范畴，是由脏腑功能失调，膏脂输化不利，而致以痰浊为主之病。中医调养高血脂也有很好的疗效，下面就介绍五款有降脂功效的验方：

山楂荷叶汁

组成	山楂15克，荷叶12克
用法	将配料切细，水煎取浓汁；每日1剂，随意饮用
主治功效	痰湿阻滞型高脂血症

何首乌槐角茶

组成	何首乌30克，槐角18克，冬瓜皮15克，乌龙茶4克，山楂15克
用法	水煎诸药去渣取汁，冲泡乌龙茶，当茶饮
主治功效	有清热化瘀、通利血脉、强身健体的作用，主治高脂血症

菊花山楂饮

组成	绿茶3克，菊花10克，干山楂25克
用法	加水450毫升煮沸5分钟，分3次温饮
主治功效	清热降脂，适用于高脂血症

双降汤

组成	黄芪30克，丹参15克，当归10克，赤芍10克，水蛭3克，地龙10克，川芎10克，泽泻10克，生山楂10克，豨莶草10克，甘草3克
用法	每日1剂，水煎服，水蛭研极细末，分2次冲服
主治功效	益气通络，活血降脂，适用于高血压、高血脂

降脂通脉饮

组成	金樱子30克、薏米30克、决明子30克、首乌30克、茵陈24克、泽泻24克、生山楂18克、柴胡12克、郁金12克、熟大黄6克
用法	用水500毫升煎至250毫升，每日1剂，分2次服
主治功效	滋阴降火，行滞通脉，适用于高血脂

高血压患者健康生活备忘录

高血压是一种生活方式病，患者要采取积极的态度，认真对待生活中的每一个细节，将各种有害因素降到最低，用健康、科学的方式来调养，高血压患者在生活中一定要记住以下几件事情：

按时自测血压

超高血压患者日常护理中至关重要的一点，就是自测血压，以便及时掌握血压高低及自我判断降压药物的疗效。一般血压呈明显的昼夜节律性，即在白天活动状态时血压较高，夜间入睡后血压较低。而且，白天人的血压有两个高峰期，即上午6~10时和下午4~8时。因此有必要在这两个时段测血压，从而了解一天中血压的最高点。另外，需要了解的是每天清晨醒来时的血压和服降压药后2~6小时的血压。

健康饮食

合理膳食：食物多样，以谷物为主，增加新鲜水果、蔬菜。

限盐：建议每日摄盐量低于5克。

补钾、钙：常吃含钾丰富的新鲜水果、蔬菜，以及含钙丰富的奶及奶制品、豆类及其制品。

增加优质蛋白：禽类及鱼类的蛋白质是比较优质的。

保持脂肪酸的良好比例：食用油以植物油为主，少食含饱和脂肪酸较多的肥肉和肉制品。

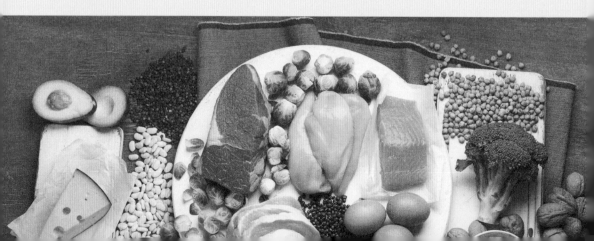

控制体重，经常运动

高血压患者一定要严格控制体重，使其在健康范围之内。平时还要多运动，选择适合自己的有氧运动，散步、游泳、跳绳、爬楼梯、练太极拳等。其中，散步、慢跑是很适合的运动，可以每天进行15～30分钟。选择适宜的运动强度，控制运动时的心率，运动的最大心率=（220-年龄）×75%，最小心率=（220-年龄）×55%。

合理用药

1.及早治疗。当发现血压增高时，尤其是青年患者，将血压及时降至正常值，可防止与控制靶器官（心、脑、肾）的损害，延缓动脉粥样硬化的发生。

2.安全、高效。宜选用安全、高效、口服的降血压药物，因病情制宜，因人制宜，坚持个体化治疗方案。

3.持续用药。降压药物必须持续服用，一般在血压得到有效控制后，可采用维持量，至少3年后才能终止服用。

4.逐渐停药。避免突然停药，应逐渐减量，然后停药。否则将诱发停药综合征，使血压反跳性增高，甚至超过治疗前的血压水平。

远离烟草和酒精

烟草中含有尼古丁，能刺激心脏，使心跳加快、血管收缩、血压升高。饮酒是引发高血压病的危险因素之一，饮酒不仅会使血压升高，增加热量的摄入引起体重增加，而且会影响降压药物的效果，所以高血压患者应远离烟草和酒精。另外，也要避免浓茶和咖啡。

平和心境，避免情绪过激

从现代医学角度来讲，情绪过激，不论是焦虑、恐惧、愤怒，还是大悲大喜，都可能使血压骤然升高。高血压患者一定要懂得怎样调理心情。对于不满意的人或事，要进行"冷处理"，避免正面冲突；要培养多方面的兴趣，积极参加力所能及的社会公益活动和适合自己的文化娱乐活动；可以培养一些业余爱好，如种花、书法、绘画、养鸟、钓鱼、听音乐等。

高脂血症患者健康生活备忘录

摄入过多的美味、缺乏运动是高脂血症的主要患病因素，因此高脂血症患者一定要重新安排生活，采取一切有利于降脂的生活方式，控制血脂水平，享受美好的生活，下面就是高脂血症患者不可忘记的几件事情：

饮食清淡，控制热量

血脂异常与饮食关系最为密切，人体脂肪的积聚主要来自饮食。因此，提倡饮食清淡，粗细粮搭配，少吃动物内脏、动物脂肪及甜食，避免重油、油煎、油炸和腌制品，每天摄脂总量不超过饮食总能量的30%。同时还要控制热量摄入，每天摄取热量以标准体重乘以30千卡为标准，如一个人的标准体重为55千克，每日摄取热量1650千卡就足够了。

避免摄入过多的脂肪、胆固醇、盐分

对于高脂血症患者来说，减少胆固醇、脂肪和盐分是势在必行的。一方面，少吃猪肉、动物油、动物肝脏、螃蟹、蛋黄等，烹制油多选择富含不饱和脂肪酸的玉米油、橄榄油、葵花籽油等；另一方面多用炖、煮、蒸等方式，少用煎、油炸等方式。

另外，高脂血症患者一定要当心盐分的摄入，为了预防高血压等并发症的发生，每日食盐的摄入量应在5克以下。

多吃新鲜的果蔬，补充维生素、矿物质和膳食纤维

很多新鲜的果蔬，如番茄、南瓜、海带、苦瓜、芹菜、萝卜、山楂、苹果、猕猴桃等，它们提供维生素C、矿物质和纤维素较多。维生素C可降低β-脂蛋白，增加脂蛋白酶的活性，从而使甘油三酯水平降低。新鲜的蔬菜和水果含纤维素较多，可促使胆固醇代谢。矿物质对血管有保护作用。因此，高酯血症患者每天要保证摄入400克蔬菜和100克水果。

每天多饮水，经常喝绿茶

喝水本身并不能直接调血脂，但适当多喝水有助于稀释血液，防止血液黏稠和血栓形成。尤其是睡前和起床后适时补充些水分很重要，但要注意适量。一天2000毫升左右即可。最好养成喝绿茶的习惯，绿茶中含有丰富的茶多酚，有降脂的功效。

减肥、戒烟、戒酒不是小事

肥胖就是脂肪过剩，也是动脉粥样硬化的危险因素，因此肥胖者一定要减肥。烟草中的尼古丁、一氧化碳可引发和加重动脉粥样硬化的发生和发展。酒精会加重高脂血症的症状，即使少量饮酒也不利于高脂血症的控制。

保证每天的睡眠质量

为了健康，要停止过度的夜生活，实行"晚10早6"的睡眠法。中医养生也认为，子时（晚11点至凌晨1点），胆经最旺，胆汁需要新陈代谢，丑时（凌晨1点至3点），肝经最旺，肝能促进脂肪代谢，因此一定要在晚上11点前入睡。睡前洗澡或者泡脚有助睡眠。

按时吃药

高脂血症患者应该根据个人情况选择有肯定疗效的药物，每天按时吃药，选择合适剂量，定期复查，长期坚持。但应将药物与改善生活方式相结合，不能只靠药物降脂。

适当运动有助降脂

健身运动促进机体的代谢，提高脂蛋白酶的活性，能有效地改善高脂血症患者的脂质代谢，促进脂质的运转、分解和排泄，使血清胆固醇、甘油三酯及低密度脂蛋白含量降低。上午9~10时和下午6~7时是一天中最佳的运动时机，可以选择慢跑、快走、骑车、游泳、打羽毛球等。